संजीवन गर्भसंस्कार के मोती

अपने गर्भस्थ शिशु को बनाये तेजस्वी, बुद्धिमान सर्व सद्गुणोंसे परिपूर्ण

डॉ. संजीवनी टोंगसे

pencil

ISBN 978-93-5458-491-6

Published in India 2021 by Pencil

A brand of
One Point Six Technologies Pvt. Ltd.
123, Building J2, Shram Seva Premises,
Wadala Truck Terminal, Wadala (E)
Mumbai 400037, Maharashtra, INDIA
E connect@thepencilapp.com
W www.thepencilapp.com

Author biography

डॉ. संजीवनी शीतल टोंगसे, संजीवन गर्भसंस्कार के इस युट्यूब चॅनेल में आप सबका स्वागत करती हूँ। प्रेगनेंसी में स्किन को खराब होने से बचाने के 10 जबरदस्त उपाय I Pregnancy Skin CareTipsइसके बारे में हम आज के व्हिडिओद्वारा जानकारी लेंगे! मेरा यह व्हिडिओ आपको पसंद आया हो तो इसे जरूर लाइक और शेयर करे। ऐसे और भी व्हिडिओज देखने के लिए मेरे संजीवन गर्भसंस्कार इस युट्यूब चॅनेल को जरूर सब्स्क्राइब करे। Dr. SANJIVANI SITAL TONGASE MD [Sanjivan Garbhsanskar] Director Yes to Homoeopathy [Chain of Homoeopathic Clinics.] Homoeopath , Motivational Speaker, Councilor She is praticing Homoeopath from the last 15 years. She has passed her B.H.M.S from Takhatmal Shrivallabh Homeopathic Medical College And Hospital in Amravati ,Maharashtra. Dr. SANJIVANI SITAL TONGASE is also founder chairman of Sanjivan Garbhsanskar Akola She is also Managing Director of Yes To Homoeopathy (Pvt. Ltd.) . Dr. SANJIVANI SITAL TONGASE is specialized in Homoeopathy, counselling and Female disorders Dr. SANJIVANI SITAL TONGASE is a Leader of Y2H Workshop She is a life coach and Councilor Dr. SANJIVANI SITAL TONGASE is authored various books : Sanjivan garbhsanskar, Sanjivan Garbhsanskar Workbook in marathi and hindi Dr. SANJIVANI SITAL TONGASE is creater of varios audio and video CD's like

Sanjivan garbhsanskar , Balashi Hitguj, Workbook in marathi and hindi

CONTENTS

गर्भ में शिशु मूवमेंट, हलचल कब कम हो जाती है जानिए ...

स्त्री के जीवन का खुशनुमा एहसास है उसका मां बनना ,जब कोई भी लेडी गर्भवती होती है तो वहां बेसब्री से इंतजार में रहती है कि कब मुझे मेरे शिशु की हलचल महसूस होगी. और जब उसका शिशु पहली बार कोई हरकत करता है और वह मूवमेंट मां को महसूस करती है तो उस स्त्री को मातृत्व का एहसास होता है. और फिर मां और बेबी का अटूट रिश्ता कायम होने लगता है यदि आप पहली बार मां बन रही है तो आप को भी इस बात का बड़ा बेसब्री से इंतजार रहा होगा या है कि मेरे बेबी की मूवमेंट मैं कब feel करूंगी?
तो आइए इस वीडियो में हम जानेंगे इन सभी बातों को ,की किसी भी गर्भवती को शिशु की हलचल कब महसूस होती है। और यदि बेबी मूवमेंट कम फील हो रही है, तबआपको टेंशन हो जाती है कि क्यों बेबी मूवमेंट कम हो गई है।
इसके भी कारण हम इस वीडियो में देखेंगे। और हम इस वीडियो में जानेंगे बेबी कब सबसे ज्यादा मूवमेंट करता है या आप कब ज्यादा मूवमेंट फील करेगी और शिशु यदि मूवमेंट कम करता है तो उसके क्या कारण होते हैं
और फिर ...उसके लिए क्या करना चाहिए तो इसलिए वीडियो अंत तक जरूर देखिए
पहले देखते हैं माता को शिशु की हलचल कब महसूस होती है
जो लेडी पहली बार मां बन रही है उसे बेबी movement फिफ्थ मंथ तक महसूस होना शुरू हो जाता है यदि आप सेकंड टाइम मां बन रही है तो आपको यह मोमेंट 4 th मंथ में ही हल्की-फुल्की महसूस होगी। फर्स्ट प्रेगनेंसी में फिफ्थ मंथ के एंडिंग तक धीरे धीरे और फिर सिक्स मंथ में यह हलचल अधिक बढ़ने लगती है और आप 6th ending ya सेवंथ मंथ में strongly बेबी का लात मारना, हाथ मारना बेबी की रोलिंग अनुभव करेगी .यदि आप 24 वीक्स याने सिक्स मंथ तक भी मूवमेंट फील नहीं कर पा रही है तो इसका मतलब है या तो आपको समझ नहीं आ रहा है, या फिर हो

सकता है कि बेबी की हलचल ना के बराबर हो रही हो ,इस समय डॉक्टर से चेकअप करना जरूरी होता है ताकि आपका satisfactionहो कि बेबी स्वस्थ है यह नहीं।

चलिए अब जानते हैं बेबी की हलचल कब... सबसे ज्यादा महसूस होती

बेबी की हलचल प्रेगनेंसी के बढ़ने के साथ-साथ लगातार बढ़ती जाएगी और एप्रोक्सीमेटली 7to 8 months कंप्लीट होने तक काफी अच्छी रहेगी। लेकिन धीरे-धीरे फिर यह मूमेंट कम होने लगेगी क्योंकि अब बेबी के पास उसका आकार बढ़ने के कारण जगह की कमी पढ़ने लगेगी। जब आप कोई काम में व्यस्त हो तब हो सकता है आपका ध्यान शिशु की मूवमेंट पर ना जाए, ज्यादातर गर्भवती जब रेस्ट कर रही हो या सोने के दौरान बेबी मूवमेंट ज्यादा महसूस करती है। लास्ट trimester में बेबी एक्टिव हो जाता है है 7 to 8 month में बेबी 12 अवर्स में 16 से ३५ बार तक हलचल कर सकता है.

चलिए आप जानते हैं शिशु की हलचल कम होने के क्या कारण हो सकते हैं

जब शिशु मोमेंट करने लगता है तब मां और बेबी का bounding बन जाता है और मां समझने लगती है उसके शिशु के हर मूवमेंट के बारे में और उसको अंदाजा आ जाता है baby के नॉर्मल मूवमेंट की फ्रीक्वेंसी का। यदि आपको बेबी की मूवमेंट रोज के मोमेंट से कम महसूस हो रही है तो उसके कुछ रीजंस हो सकते हैं जैसे कि १) हो सकता है कभी-कभी बेबी सो रहा है तो भी आपको मूवमेंट फील नहीं हो पा रही

२)IUGR intra uterine growth retardation यानी गर्भ में बेबी का विकास कम हुआ। या रुक गया जिसे ग्रोथ growth restriction भी कहा जाता है

3) तीसरा कारण हो सकता है की placenta का फंक्शन बराबर नहीं हो रहा है जिससे बेबी को आवश्यक पोषक तत्व ना मिल रहे हो

४) amniotic fluid yane पानी का कम होना ऐसी सिचुएशन में भी बेबी की मूवमेंट कम हो जाएगी

५) मां का बीमार होना या मां को बीपी बढ़ना डायबिटीज का होना इन कारणों में से भी मूवमेंट कम होगी

६) मां का वजन ज्यादा है या स्वेलिंग है तो वह मूवमेंट कम फील कर पाएगी. तो यह हो गए कारण जब मूवमेंट कम होती है। तू ऐसे situation में आपको क्या करना है बेबी की मूवमेंट का रिकॉर्ड रखना है।कि वह कितनी बार मूवमेंट करता है। लेकिन आप यहां ट्रैक रिकॉर्ड सेकंड trimester यानी सिक्स मंथ तक नहीं रख सकती है तब बेबी की हलचल काफी ज्यादा होती है लेकिन सातवें महीने से आप बेबी की मूवमेंट का ट्रैक

रिकॉर्ड रख सकती है तो चलिए जानते हैं कि मुंह में बेबीट्रैक रिकॉर्ड कैसे रखें। सबसे पहले तो जब आपकोmovement track रिकॉर्ड रखना है तो आपको सब काम बाजू में रखने पड़ेंगे क्योंकि आप काम करते समय, या खाना बनाते समय इन मोमेंट्स को properly count नहीं कर पाओगे... तो आपको क्या करना है, लेफ्ट लैटरल साइड या left करवट पर लेट कर या relax cot पर बैठकर फिरfocus होनाा है बेबी की और फिर बेबी की spontaneous movement feel करनी है। यह एप्रोक्सीमेटली 2 hours तक देखना है . यदि बेबी 10 टाइम्स या उससे ज्यादा बार मूवमेंट करता है तो उसका अर्थ है आप का बेबी स्वस्थ है .यह मोमेंट्स 1 घंटे में भी 10 बार से ज्यादा हो रही है तो फिर भी आपका बेबी परफेक्टली फाइन है

अब जानते हैं जब मूवमेंट कम फील हो रही है तो क्या करें

पहले तो आपको भूखा नहीं रहना है बहुत देर से कुछ खाया नहीं हो तो खा लीजिए

२)relax होकर... सुंदर सा म्यूजिक सुनिए. बेबी के साथ गभ संवाद कीजिए और करते समय मूवमेंट फील कीजिए फिर भी यदि मूवमेंट कम लगे तो तुरंत डॉक्टर से कंसल्ट करें तो इन सभी बातों का ध्यान रखते हुए बेबी मूवमेंट फिर करें और एंजॉय करें प्रेगनेंसी

गर्भावस्था के दौरान भूलकर भी ना करें ये गलतियां

जीवन का संवेदनशील दौर होता है गर्भावस्था। मैं एक मां हूं और एक मा ही समझ सकती है गर्भवती होना तथा अपने शिशु को अपने कुंभ में ही अपने खून से सींचा ना। एक मां हरदम सचिन रहती है बेबी के भविष्य के लिए उसके स्वास्थ्य के लिए। बेबी प्लानिंग से हो या ना हो प्रेगनेंसी कॉज होने के बाद हर स्त्री अपने पूर्णत्व का अनुभव करती है। और फिर वहां अपने शिशु के उज्जवल भविष्य के लिए जाने अनजाने कई सारे नियमों का पालन भी करती है। इस गर्भावस्था के समय हमें घर में यदि बड़े बुजुर्ग है तो वह भी कई सारी सावधानियां बरतने की सलाह देते हैं, और आप भी आपको वह सब पालन करना कठिन लगता है फिर भी अपने बेबी के लिए आप वहां सब करने को भी तैयार होती है।

For example

आप को समझो दूध पसंद नहीं है, आप बिल्कुल भी दोस्त नहीं लेती है लेकिन अब गर्भावस्था में टीवी के लिए कैल्शियम जरूरी है इसलिए दूध एक अच्छा सोर्स होने के कारण आपको पसंद नहीं फिर भी आप वह दूध भी पी जाती है।

[ ] देखिए जब प्रेगनेंसी कौन सी होती है आपकी यूपीटी पॉजिटिव आ जाती है तब से यह प्रेगनेंसी का 9 महीने का जर्नी आपका शुरू होता है हर दिन आपके लिए एक अलग सा अनुभव रहता है। और इस 9 महीने के सफर में कई बार ऐसे मुकाम आते हैं जब आप चिंता तूरहो जाते हैं। क्या करना चाहिए क्या ना करूं ऐसे प्रश्न आपके मन में आते रहते हैं और यदि आप की पहली प्रेग्नेंसी है तो हर दिन आपके लिए नया एक्सपीरियंस होता है तो चलिए जानते हैं इस वीडियो में गर्भावस्था के दौरान कौन सी कौन सी सावधानियां आपको बरतनी चाहिए ताकि शिशु और आपकी सेहत पर कोई बुरा असर ना पड़े और आप मातृत्व का यह सफर बहुत ही खुशहाली एवं प्रसन्नता पूर्वक एक्सपीरियंस कर सके।

[ ] चलिए जानते हैं गर्भावस्था के दौरान क्या क्या आपको नहीं करना है।

[ ] 1.) पहली तिमाही में आपको गरम मसालों का सेवन कम से कम करना चाहिए। आप ड्राई फ्रूट्स खा सकती है लेकिन वह भी स्मॉल क्वांटिटी में जैसे दो से तीन बादाम 2-3 काजू, थोड़ी किशमिश ,,इत्यादि

[ ] हालांकि सेकंड ट्रिमेस्टर से आप ड्राई फ्रूट्स अच्छे से ले सकती है।

[ ] 2) पहली तिमाही में आपको शुरू के 3 से 4 महीने तक संबंध नहीं बनाने है दरअसल इस समय मिसकैरेज या अबॉर्शन होने की संभावना बहुत अधिक होती है इसीलिए जब तक बेबी गर्भाशय में सेटल ना हो जाए तब तक शुरुआती गर्भावस्था के दौरान सावधानी बरतनी चाहिए और दूसरी तीसरी तिमाही में भी सेक्स के पोजीशंस का ध्यान आपको रखना चाहिए।

[ ] 3) ज्यादा भारी का सामान आपको नहीं उठाना है ,,,जैसे पानी की बाल्टी , सब्जियां फ्रूट्स और राशन का सामान इत्यादि ।इससे अबॉर्शन के चांसेस बढ़ जाते हैं, और कमर दर्द भी होने लगता है।

[ ] 4 सीढ़ियां चढ़ना उतरना आपको avoid करना है.

[ ] 5) बार-बार झुक के करने वाले काम जैसे झाड़ू लगाना कुड़ा साफ करना यह काम शुरू के 3 से 5 महीने तक आपको कम करने हैं

[ ] 6) रसोई में बहुत देर तक काम करते समय घंटों खड़ा रहना, यह भी आपको ओल्ड करना है थोड़ा काम होने के बाद थोड़ा रेस्ट करना है जो लेडीस जॉब करती है बिजली फिटिंग जॉब तो उनको भी बहुत देर तक बैठकर नहीं रहना है एक से डेढ़ घंटा बैठने के बाद 5 से 10 मिनट लेटना है आराम करना है।

[ ] 7) सोते समय आपको पीठ के बल नहीं सोना है। जब गर्भवती पीठ के बल से होती है तो गर्भाशय का पूरा भार शरीर के दूसरे अंगों पर पड़ता है इससे ब्लड सरकुलेशन में भी प्रॉब्लम हो सकती है पीठ के बल सोने से सांस से संबंधित समस्या भी उत्पन्न हो सकती है।

[ ] 8) प्रेगनेंसी के दौरान केमिकल युक्त स्किन, ब्यूटी प्रोडक्ट आपको इस्तेमाल नहीं करने हैं। उनमें जो केमिकल्स होते हैं वह आपके स्किन के लिए हानिकारक सिद्ध हो सकते हैं।और इसका प्रभाव आपके बच्चे पर भी पड़ सकता है,इसीलिए ऐसी चीजों से बचना चाहिए ।मैं तो यह सजेस्ट करुंगी कि जहां तक हो सके आप ,कम से कम पार्लर प्रोडक्ट यूज करें।

[ ] ट्रैवलिंग अवॉइड करें। जहां तक हो सके आपको ट्रैवलिंग नहीं करनी है और यदि कहीं जाना ही है तो आपके गायनेकोलॉजिस्ट को पूछ कर ही या उनकी सजेशन से ही

ट्रैवलिंग करें।

[ ] 10) बहुत टाइट कपड़े ना पहने।

[ ] 11) कॉफी चाय या सॉफ्ट ड्रिंक्स कोल्ड ड्रिंक्स इन्हें ना पिए।

[ ] स्ट्रेस टेंशन से दूर रहे। चिंता स्ट्रेस इनका बेड इफ़ेक्ट बेबी पर होता है जिससे बेबी भी इरिटेबल सेंसिटिव ऐसा डेवलप होगा।

गर्भावस्था में ट्रैवलिंग कितना safe है

गर्भावस्था में यात्रा करने को लेकर कई सारे सवाल गर्भवती के मन में आते हैं और साथ-साथ डर भी रहता है पूरे 9 महीने में, कहीं आने जाने की बात हुई की चिंता में, दुविधा में पड़ जाती है। कि क्या मैं गर्भावस्था में सफर कर सकती हूं या नहीं? यह कितना सेफ है?
तो चलिए जानते हैं इस वीडियो में कि क्या गर्भावस्था में सफर करना चाहिए? या नहीं ? प्रेगनेंसी में कार ,बस ,ट्रेन या हवाई यात्रा कितनी सुरक्षित है? और जानेंगे यदि आपको ट्रैवल करना ही पड़ा तो क्या क्या सावधानियां सफर करते समय आप को ध्यान में रखनी है। गर्भावस्था में ट्रैवलिंग करते समय बहुत सारे risk हो सकते हैं। परंतु यह रिस्क आपकी प्रेगनेंसी की स्थिति पर निर्भर करती है .आमतौर पर सफर करना या नहीं यहआपकी और बच्चे की condition पर निर्भर करता है। For example baby की position कैसी है वहां किस स्थान पर स्थित है या आप को कौन सा मंथ चल रहा है। जब आपकी प्रेगनेंसी में किसी भी प्रकार की जटिलता या प्रॉब्लम नहीं होती है तब आप गर्भावस्था के दौरान किसी भी month में ट्रेवल कर सकती है. और यहां सुरक्षित भी होता है क्योंकि बेबी यूट्रस में सेव होता है. फिर भी Travelling के पूर्व आपके गायनेकोलॉजिस्ट की सलाह जरूर लें।गर्भावस्था के दौरान दूसरी तिमाही यानी सेकंड प्राइम मिनिस्टर में यात्रा करना ज्यादा सेफ माना जाता है । Because first trimester मैं नोसिया ओमिटिंग के कारण और 3rd trimester मैं ज्यादा वीकनेस के कारण ट्रैवलिंग डिफिकल्ट हो सकती है। तू अगर आपको कहीं आना जाना रहे ।probably आपको travelling avoid की करनी है लेकिन जब ट्रैवलिंग करना जरूरी ही है तब आपको कुछ बातों का ध्यान अवश्य रखना है।
जैसे कि यदि आप बस या कार से सफर कर रही है तो आपको first three month मैं यह करना है. Second trimester मैं यदि आप बस से सफर कर रही है तो पीछे के सीट पर ना बैठे लंबी यात्रा पर बस से ना जाए यदि आप कार से ट्रैवल करने वाली है

तो आप सीट बेल्ट जरूर पहने। पैरों में ब्लड सरकुलेशन को बढ़ाने और ब्लैडर पर दबाव ना बने इसके लिए आपको लंबी यात्रा की दौरान कम से कम 2 घंटों में वॉशरूम होकर आना है ।थोड़ा टहलना है। आराम से बैठने के लिए कुशल या तकिए का उपयोग आप कर सकती है। ट्रैवलिंग में पर्याप्त मात्रा में भोजन या अन्य पदार्थों का सेवन करें।

यदि आप ट्रेन से सफर करने जा रही है तो आप फर्स्ट थ्री मंथ में ट्रैवल कर सकती है लास्ट मंथ में आपको प्रेम से ट्रैवल करना अवॉइड करना है यदि डिलीवरी के सिम्टम्स दिख रहे हो तो जैसे पानी छूटना कमर दर्द होना वे महीने में ऐसे समय ट्रैवलिंग अवॉइड करनी है।

ट्रेन से ट्रैवल करते समय ध्यान रहे ट्रेन के समय से पूर्व आपको 15 मिनट पहले ही प्लेटफार्म पर पहुंचना है उसके पहले ट्रेन समय पर है या नहीं इंक्वायरी कर ले। खाने पीने का सामान साथ रखें। आपकी मेडिसिन भी आपके साथ रखें चलती ट्रेन से उतरने की कोशिश ना करें ना ही चलती ट्रेन पकड़ने की कोशिश ना करें। प्लेटफार्म पर पहुंचने के लिए यदि सीढ़ियां चढ़ने है या पुल पार करना है तो आराम से सीढ़ियां चढ़े

यदि आप प्लेन से ट्रैवल करने जा रही है तो कुछ बातों का आपको ध्यान रखना है वैसे तो आप फर्स्ट थ्री मंथ में भी प्लेन से ट्रेवल कर सकती है हवाई सफर करने के लिए अच्छा समय सेकंड trimester का होता है इस सफर समय अबॉर्शन का चांस भी कम होता है लेकिन आपके 32wks के बाद एयर ट्रैवल भी नहीं करना है। अधिकांश एयरलाइंस प्रेगनेंट लेडी को 8 मंथ तक ही ट्रैवल करने की अनुमति देती है high altitude या long distance ki air travel आपको avoid करनी है। फिर भी ट्रैवलिंग करने से पहले आपके डॉक्टर की सलाह जरूर ले।

कभी-कभी यदिsevere anaemia, placenta lower side यदि है या dyspnea, blood pressure,की शिकायत है या bleeding की history है या पहले abortion की historyहै तो आपको travelling avoid ही करनी है।

तो जब भी आपको गर्भावस्था में ट्रैवलिंग करना पड़े तो ट्रैवलिंग में hydration मेंटेन करना है. थोड़ी थोड़ी देर से खाना है। थोड़े समय के बाद टहलना है। इन बातों का ध्यान रखकर डॉक्टर की सलाह से आप ट्रैवल कर सकती है।

क्या आप गर्भावस्था में ड्राइविंग कर सकती हैं?

तो इस सवाल का जवाब है .... आपको गर्भावस्था में टू व्हीलर ड्राइव करना अवॉइड करना है। कार आप ड्राइव कर सकती है और वह भी सीट बेल्ट लगाकर और सावधानी

से।

तो यहां की सारी बातें ट्रैवलिंग के बारे में।

गर्भावस्था में किए जाने वाली टेस्ट..

प्रेगनेंसी का durationहर गर्भवती के लिए बहुत ही खास होता है। इस दौरान शरीर और मन दोनों में कई सारे परिवर्तन बदलाव आते हैं। हम अभी लकी है कि हमारे लिए सभी सुख सुविधा उपलब्ध है। जो कि पुराने जमाने की लेडीस को उपलब्ध नहीं थी। तो यह बात का पूरा पूरा बेनिफिट हमें लेना है। तो चलिए जानते हैं कि इस गर्भावस्था में आपको कौन-कौन सी टेस्ट करवानी है ।कौनसे trimesterमें कौन सी टेस्ट जरूरी है। और यहां सब टेस्ट क्यों करवानी है यहां विस्तृत रूप मैं जानते हैं ।

Pregnancy एक बार confirm हुई कि आपके डॉक्टर आपको कुछ टेस्ट करवाने की advice देते हैं। ताकि आप और आपका गर्भस्थ शिशु सुरक्षित रहे। Safe delivery हो बेबी और आप पूरी तरह से हेल्थी हो। और एक फायदा टेस्ट करवाने का यह भी है कि इन जांचों में आपको कई तरह की जानकारी भी मिलती है for eg प्रेगनेंट लेडी को कोई समस्या तो नहीं ना .. गर्भ में बेबी अच्छे से grow हो रहा है या नहीं .?abortionका कोई खतरा तो नहीं ना ?बेबी की growth proper हो रही है या नहीं?

यदि यह सब पहले से ही पता चले तो इसे ठीक करने के लिए आपके gynecologist को treatment शुरू करने मेरे सहायता मिलती है और आप और आपका बेबी दोनों हेल्थी रहेंगे और कोई भी कॉम्प्लिकेशन नहीं होंगे जिससे आप की प्रेगनेंसी हेल्थी औरडिलीवरी सुरक्षित होगी।

तो आइए आप जानते हैं वह कौन-कौन सी टेस्ट है जो आपको गर्भावस्था में करवानी है, क्यों और कब करवानी है।

आपका पीरियड मिस हुआ कि सबसे पहलेUPT यूरीन प्रेगनेंसी टेस्ट जो प्रेगनेंसी कंफर्म करने के लिए करनी होती है।इसमें कंफर्म हुआ कीआप प्रेग्नेंट है तो आपके डॉक्टर

आप की पहली सोनोग्राफी 1:30 या 2 महीने के बीच में या पहले 3 महीने में करवाते हैं। साथ ही साथ आपका ब्लड टेस्ट भी करवाते हैं।

पहले देखते हैं USG.. करवानेसे पता चलता है कि आपका बेबी uterus मे proper जगह पर विकसित हो रहा है या नहीं।

During whole pregnancy baby properly grow हो रहा है या नहीं उसमें कोई congenital abnormalitiesतो नहीं ना उसका weight औरlength उसके weeks के हिसाब से सही है या नहीं ,यहां जांचा जाता है। Elderly mothers मेcongenital abnormality होने की पॉसिबिलिटी ज्यादा होती है।

USG के बारे में मैंने मेरा वीडियो संजीवन गर्भ संस्कार चैनल डाला हुआ है आप देख सकती है जिसमें यूएसजी के बारे पूरी जानकारी बताई है और कब सोनोग्राफी करनी है तो यह वीडियो आप जरूर देखिए।

२) दूसरा होता है ब्लड टेस्ट जिसमें आपको आपका ब्लड ग्रुप ब्लड शुगर लेवल हीमोग्लोबिन लेवल कैल्शियम ग्लूकोस लेवल और एचआईवी की टेस्ट करने के लिए एडवाइज किया जाता है।

३) ब्लड प्रेशर

आपको आपका बीपी रेगुलर चेक करना है throughout pregnancy ताकि high BP की शिकायत तो नहीं ना और यदि है तो समय पर ही पता लगाया जाए। हाई बीपी के कारण eclampsia preeclampsia याने प्रेगनेंसी में झटके आना इसकी संभावना बढ़ जाती है, इसके अलावा हाइपरटेंशन की समस्याएं डिलीवरी में प्रॉब्लम क्रिएट कर सकती है... तो इन सभी बातों से बचा जा सकता है रेगुलर ड्

BP चेक करने से.

4) urine test

Urine test में urine की जांच की जाती है। कहीं यूरिन में protein , albumin present, है क्या। यदि यूरिन में प्रोटीन आता है तो यह प्रीकलैंपशिया का संकेत साथ लाता है। यूरिन में इंफेक्शन है क्या यह भी यूरिन टेस्ट द्वारा देखा जाता है।

५)amnio synthesis

• यदि गर्भवती की उम्र 35 या उससे अधिक है और फैमिली हिस्ट्री है या डॉक्टर सस्पेक्ट करते हैं amnotic fluid की जांच की जाती है जिससे down syndrome है क्या पता चलने में मदद होती है साथ साथ 10 और 13 week में

ब्लड टेस्ट द्वारा भी डाउन सिंड्रोम और chromosomal abnormality की जांच की जाती है।

• Triple screen test यदि आप की उम्र 35 या उससे अधिक है तो आपको ट्रिपल स्क्रीन टेस्ट करवानी चाहिए इसे मल्टी मारकर स्क्रीनिंग भी कहा जाता है जिससे शिशु में किसी एब्नार्मेलिटीज जैसे डाउन सिंड्रोम और spina bifida का पता चल सकता है। और यदि यहां फाइंडिंग्स मिलती है तो डॉक्टर की सजेशन से बेबी को abort करन Sahiहोता है.

• तो इससे हमें पता चला...

• First trimester में आपको हीमोग्लोबिन कैल्शियम, ब्लड शुगर, यूरिन और एचआईवी टेस्ट जरूर करवानी है। प्रेगनेंसी में मिर्गी हाइपोथाइरॉएडिज्म और थैलेसीमिया यदि कपल में से किसी को इसकी शिकायत है तो यह भी जान आपको करनी चाहिए। और एक सोनोग्राफी जिससे बेबी की पोजीशन और बेबी की धड़कन जानने के लिए करवानी चाहिए।

• Second prime minister me बेबी की ग्रोथ जांचने के लिए यूएसजी करनी चाहिए

• जैसे मैंने ऊपर बताया ट्रिपल स्क्रीन टेस्ट भी आप करवा सकती है . जेस्टेशनल डायबिटीज यह समस्य generally 28 वीक्स याने seventh monthमें पाई जाती है तो ब्लड टेस्ट से इसका भी पता लगाया जा सकता है।

• Third trimester में यूएसजी करवानी है साथ-साथ ब्लड टेस्ट और यूरिन टेस्ट भी आपके डॉक्टर सजेस्ट कर सकते हैं।

• इसके अलावा यदि कुछ abnormality लगती है तो आपके गायनाकोलॉजिस्ट आपको अलग-अलग टेस्ट करने के लिए भी सजेस्ट कर सकते हैं।

• तो यह सभी टेस्ट जो आपको गर्भावस्था में करनी चाहिए रूटीन चेकअप में। और यदि आपके गायनेकोलॉजिस्ट आपको कुछ सजेस्ट करते हैं तो वह भी test accordinglyआपको करणी चाहिए।

• तो आशा करती हूं यह वीडियो आपके लिए बहुत मददगार साबित होगा ।वीडियो अंत तक देखने के लिए धन्यवाद।

गर्भावस्था में जरूर पिए जीरा पानी

Cumin seeds water during pregnancy

गर्भावस्था में हार्मोनल बदलाव के कारण गर्भवती के शरीर में कई सारे बदलाव इन 9 महीने में आते हैं इसी के साथ साथ कई सारी समस्याएं भी उत्पन्न होती है और गर्भवती को इन समस्याओं से राहत पाने के लिए कई ऐसे छोटे-छोटे घरेलू उपाय हम कर सकते हैं जिससे होने वाली तकलीफों से राहत पाई जा सकती है।

आज हम इस वीडियो में ऐसे ही एक हमारे किचन में इस्तेमाल करने वाली चीज जीरा के बारे में जानने वाले हैं जीरे का पानी गर्भावस्था में आपको पीना चाहिए जिससे एनीमिया एसिडिटी ब्लड प्रेशर ब्लड शुगर तथा कॉन्स्टिपेशन जैसी समस्याओं में यह बहुत ही कारगर सिद्ध होता है तो चलिए जानते हैं गर्भावस्था में जीरा पानी क्यों पीना है कैसे पीना है और कब देना है तो यह वीडियो अंत तक जरूर देखिए।।।।।।

जीरा जिसे Cumin कहां जाता है यह

एक सुगंधित मसाला है वैसे तो मसाले ड्यूरिंग प्रेगनेंसी हमें अवॉइड करने चाहिए लेकिन जीरा अपने आप में औषधीय गुणवत्ता से भरपूर है। जीरा गर्म होता है परंतु इसका इस्तेमाल हर मौसम में हम कर सकते हैं। नियमित रूप से जीरे का सेवन शरीर के लिए फायदेमंद है परंतु अधिक मात्रा में इसके उपयोग से समस्या हो सकती है।

गर्भावस्था में यदि आप जीरा वॉटर पीती है तो इसका लाभ कई सारी तकलीफ हो से आप को राहत देने में मदद करता है।

जीरा विटामिन सी से भरपूर होता है जो यूनिटी बढ़ाने का काम करता है।

जीरे में मौजूद विटामिनE एंटीऑक्सीडेंट के रूप में काम करता है।

जीरे में आयन भरपूर मात्रा में होता है जिससे हिमोग्लोबिन बढ़ता है।

तो चलिए अब जानते हैं जीरा पानी गर्भावस्था कैसे फायदेमंद होता है।

गर्भावस्था में अक्सर हिमोग्लोबिन की कमी देखी जाती है जीरे में आयरन की भरपूर मात्रा होती है जिससे गर्भवती की हिमोग्लोबिन की मात्रा बढ़ जाती है और गर्भवती का स्वास्थ्य अच्छा रहता है।

जीरे में thamoquinon होता है जो सांस लेने की दिक्कत , सांस फूल के आना अस्थमा जैसे तकलीफ को कम करने में मदद करता है।

जीरे के पानी का सेवन करने से एसिडिटी की समस्या से भी छुटकारा मिलता है ।इससे पेट की अकड़न कम हो जाती है। कब्ज की समस्या दूर होती है ।पेट दर्द और ऐठन मैं आराम मिलता है। तथा गैस की तकलीफ थी कम हो जाती है।

गर्भावस्था में सुबह उठने के बाद यदि कमजोरी महसूस होती है तो जीरा पानी पीने से कमजोरी में फर्क महसूस हो सकता है।

जीरा ब्लड प्रेशर तथा शुगर लेवल मेंटेन करने के लिए भी बहुत उपयोगी सिद्ध होता है

गर्भावस्था में कान तनाव के कारण ब्लड प्रेशर कम ज्यादा होता रहता है जिसका baby पर बुरा असर होता है ऐसे में गर्भवती को जीरे के पानी का सेवन करना चाहिए।

During pregnancy gestational diabetes सामान्य बात है यदि आप जीरा पानी पीती है तो यह समस्या आपको नहीं होगी जीरा प्राकृतिक रूप से शुगर लेवल कम कर देता है

डिलीवरी के बाद स्तनपान के समय ब्रेस्ट मिल्क को increase करने के लिए जीरा पानी हेल्पफुल होता है। यहां डिलीवरी के बाद माता की ताकत और फुर्ती इम्यूनिटी बढ़ाने में सहायक होता है।।

जीरे में कैलशियम पोटैशियम मैग्निशियम जैसे मिनरल्स होते हैं जो आपके बोंस किए लिए स्वास्थ्य वर्धक होते हैं।

चलिए अब देखते हैं जीरा पानी कैसे बनाएं और कैसे पिए

जीरा पानी को बनाना बहुत ही आसान है। आपको हर दिन नया जीरापानी बना कर पीना है।

जीरा पानी बनाने के लिए 1 लीटर पानी यदि आप लेते हैं तो उसमें दो से तीन चम्मच जीरा डालना है इस जीरा और पानी को मिला ले और इसे 5 से 7 मिनट तक उबालें अब इस मिश्रण को अच्छे से छान लें। अभी यहां पानी ठंडा होने के बाद आप दिनभर एने थोड़ा-थोड़ा करके पी सकती है। जीरा आप पीसकर power form ,में भी ले सकती है। इस मिश्रण में आप अदरक पाउडर और सेंधा नमक तथा आधा चम्मच सौंफ के बीच भी डाल सकती है।

जीरा पानी के अलावा जीरे का इस्तेमाल किचन में दाल को चौक लगाते समय सब्जी बनाते समय या छाछ में भी आप जीरा पाउडर डालकर ले सकती है।

गर्भावस्था में जरूर जीरा पानी आप ले सकती है लेकिन कोई भी चीज यदि ज्यादा मात्रा में सेवन करने से नुकसान भी हो सकता है

अधिक मात्रा में जीरे का सेवन गर्भपात तथा समय से पहले प्रसव की आशंका बढ़ा सकता है इसीलिए आपको जीरे के अधिक सेवन से भी बचना चाहिए।।

तो अच्छी गुणवत्ता वाला जीरा लेकर लिमिटेड मात्रा में जीरा पानी आप गर्भावस्था में पी सकती है। तो हंसते रहिए मुस्कुराते रहिए

गर्भावस्था में पेट दर्द

गर्भावस्था में पेट दर्द होना यहां कॉमन सेंटर है प्रेगनेंसी का लेकिन पूरे गर्भावस्था में पेट दर्द डेफिनेटली काफी परेशान करता है गर्भवती को। फर्स्ट सेकंड थर्ड तीनों भी prime minister में पेट दर्द होने के अलग-अलग कारण होते हैं। बहुत बार यहां सामान्य दर्द होता है लेकिन जब दर्द असहनीय और तीव्र स्वरूप में हो तो आपको डॉक्टर से संपर्क जरूर करना है। 1) 1 st trimester मैं कब्ज और gastric trouble के कारण दर्द हो सकता है। २nd and 3 rd trimesterमे brackton Hicks contraction के कारण पेट में होने वाले खींचा से दर्द हो सकता है।

इसलिए आपको जानना जरूरी है कि गर्भावस्था में होने वाला पेट दर्द नॉर्मल दर्द है abnormal दर्द है जब तुरंतआपकोdoctor को दिखाना है।

तो चलिए जानते हैं पेट दर्द कहां और किस प्रकार का हो सकता है

१) पेट दर्द पेट के ऊपरी हिस्से में यानी पसलियों के निचले हिस्से और umbelicas याने नाभि के बीच में हो है ,यह in digestion के कारण हो सकता है और पेट के निचले हिस्से में यह नाभि के नीचले हिस्से में होता है ऐसे दर्द प्रेगनेंसी relate समस्या के कारण हो सकते है।

तो अब जानते हैं पेट दर्द के क्या कारण होते हैं।

१) Round ligaments me खिंचाव गर्भावस्था में जैसे बेबी का हाइट और वजन बढ़ता है तो uterus भी बढ़ता है. तो इसके कारण uterus को supportive Jo round ligament होते हैं उनमे खिंचाव आता है और पेट में दर्द होने लगता है स्पेशली निचले हिस्से में। यदि दर्द अनबीयरेबल हो तो तुरंत डॉक्टर को दिखाना है।

२) दूसरा महत्वपूर्ण कारण है Constipation and indigestion

during pregnancy progesterone hormone level बढ़ जाती है जिसका असर आपके पाचन तंत्र पर होता है। आपके इंटेस्टाइन की जो मूवमेंट होती है वह थोड़ी धीमी हो जाती है ,क्योंकि प्रोजेस्ट्रोन आत की मसल्स को सॉफ्ट और और

relax करता है जिससे खाना पचने का जो टाइम होता है वह बढ़ेगा, prolonge हो जाएगा।

जिसके चलते आपको इनडाइजेशन की समस्या होगी। पेट भारी भारी लगेगा गैसेस की समस्या होगी। थोड़ा खाना खाने के बाद पेट भरा हुआ है ऐसा लगेगा। कभी आपको डायरिया तो कभी कॉन्स्टिपेशन याने कब्ज की शिकायत होगी।

और इससे आपको पेट दर्द हो सकता है। यह दर्द कैसे होगा? ध्यान से जानीए

यह दर्द कंटीन्यू रहेगा और इसके साथ डकार आना, गैस बनना यह लक्षण भी दिखेंगे।यह दर्द stool पास होने पर, या गैसेस पास होने पर कम हो जाएगा, या बंद होगा .आपको relief मिलेगा और लैट्रिन के बाद पेट हल्का महसूस होगा। समझो पेट दर्द के साथ कॉन्स्टिपेशन है यदि आपको इस तरह की शिकायत हो तो आपको फाइबर युक्त भोजन करना चाहिए और ज्यादा से ज्यादा पानी पीना चाहिए .गुनगुने पानी में घी डालकर भी पी सकती है इससे कब्ज में काफी राहत मिलती है।

3) तीसरा कारण है यूटरस का बढ़ना।

गर्भावस्था में यूट्रस की साइज बढ़ती है तो streching painआपको महसूस होता है यह घबराने वाला दर्द नहीं होता है, यह दर्द pet ke दोनो साइड में रहेगा. और खिंचाव जैसा रहेगा. Braxton Hicks contraction ... Second and third trimester मैं पेट में संकुचन या contraction जिसे हम कहते हैं, इस प्रकार का दर्द हो सकता है यहां कंट्रक्शन 30 सेकंड तक होता है फिर नॉर्मल फील होता है। यह भी हल्का सा दर्द होता है।

यह सामान्य कारण है पेट दर्द के, जिसमें आपको टेंशन लेने की कोई बात नहीं होती है।

लेकिन कभी-कभी पेट दर्द की के गंभीर कारण भी हो सकते हैं जिससे हमें बिल्कुल भी निकले नहीं करना है तुरंत अपने गयनेकोलॉजिस्ट को दिखाना है।

Eg. ectopic pregnancy

जब बेबी गर्भाशय की जगह fallopian tube मैं implant होता है तब ऐसे केसेस में अक्सर पर दर्द होता है। Ectopic pregnancy rule out करने के लिए डेढ़ महीने वाली सोनोग्राफी करनी चाहिए।

२)UTI..

Urinary tract infection यानी मूत्र मार्ग में संक्रमण। UTIके कारण भी पेट दर्द हो सकता है ।इस पेट दर्द के साथ पेशाब में जलन और मचला हट की समस्या हो सकती है ।ऐसे दर्द के लिए आप छाछ ले सकती है जिससे आपको तुरंत फायदा होगा। साथ ही

साथ आपको भरपूर पानी भी पीना है।

कभी-कभी appendicitis ,gallbladder stone ,kidney stone, के कारण भी पेट दर्द हो सकता है यह kidney stone या gall bladder stone गर्भावस्था के पहले ही आपको यदि है तो ड्यूरिंग प्रेगनेंसी भी आपको इसके चलते पेट दर्द हो सकता है।

कभी-कभी excessive exertion exercise के कारण भी पेट दर्द हो सकता है।

तो यह थे कुछ गंभीर कारण जिसके चलते गर्भावस्था में पेट दर्द रेड अलर्ट साबित होता है।

जब आपको पेट दर्द हो specially 7th month onwards तो आपको घर पर ही आईडेंटिफाई करना है कि यहां दर्द डिलीवरी के दर्द तो नहीं है ना? जैसे पेट दर्द के साथ एब्डोमेन कड़क होकर दर्द हो रहा है 1 घंटे में 5 6 बार दर्द आते जाते रहे हैं और साथ में यूरिन जैसे पानी योनि मार्ग से जा रहा है तो ऐसे केस में आपको घर पर नहीं रुकना है वेट नहीं करना है तुरंत आपके डॉक्टर के पास जाना है।

प्रेगनेंसी के शुरुआत में तेज पेट दर्द होऔर यह दर्द एक तरफ से शुरू होकर पूरे पेट में फैले तो तुरंत डॉक्टर को दिखाना है,, यह एक्टोपिक प्रेगनेंसी के कारण हो सकता है।3rd month से7 th month तक पेट दर्द मरोड़ के साथ हो और साथ में ब्लीडिंग हो तो तुरंत डॉक्टर को दिखाना है।

तो ध्यान रहे जब पेन के साथ स्पोटींग या ब्लीडिंग रहे या पानी छूटे और पेट कड़क होकर दर्द उठे तो तुरंत डॉक्टर के पास आपको जाना है।

तो यह थी सारी बातें,,,,पेट दर्द के कारण ,लक्षण और दर्द को कैसे मैनेज करना है इसके बारे में।

गर्भावस्था में वजन क्यों बढ़ता है

गर्भावस्था में वजन क्यों बढ़ता है कितना वजन गर्भावस्था में बढ़ना चाहिए क्या डिलीवरी के बाद भी मेरा वजन बढ़ा हुआ ही रहेगा गर्भावस्था में healthy डाइट की मात्रा क्या होनी चाहिए ऐसे काफी सवाल गर्भिणी के मन में आते हैं ऐसे काफी सवाल प्रेग्नेंट महिलाएं मुझसे अक्सर पूछती है और इसीलिए इस वीडियो में हम जानेंगे गर्भावस्था के दौरान आपका कितना वजन बढ़ना चाहिए आपको कितनी कैलरी से प्रतिदिन लेनी चाहिए और healthy प्रेगनेंसी के लिए आपने क्या करना चाहिए इस वीडियो को अंततः कर जरूर देखिए

नमस्कार मैं डॉक्टर संजीवनी टोंग से आपका स्वागत करती हूं संजीवन गर्भ संस्कार के इसे यूट्यूब चैनल परप्रेगनेंसी में वजन बढ़ना यह एक सामान्य बात है क्योंकि आपके बच्चे का विकास हो रहा है हालांकि यह सिर्फ आपके बच्चे के विकास का कारण नहीं है बल्कि आपका शरीर अतिरिक्त tissue जिसे हम उत्तक कहते हैं वह भी विकसित हो रहा है जिससे स्तन का बढ़ना गर्भाशय , placenta अतिरिक्त तरल पदार्थ और रक्त भी शामिल है

आइए हम जानते हैं गर्भावस्था के दरमियान प्रतिदिन कितनी कैलरी आपने लेनी चाहिए अगर आप घर काम करती है तो आपने 16०० से 1800 सो तथा गर्भस्थ शिशु के लिए 300 से साडे 300 सो कैलोरी प्रतिदिन लेनी चाहिए तथा अगर आप ज्यादा कठिन काम करने वाली महिला है तो आपने अट्ठारह सौ से 2000 तथा गर्भस्थ शिशु के लिए 300 से साडे 300 सो calorie लेनी चाहिए. अब हम जानेंगे गर्भावस्था के दौरान वजन का विभाजन किस तरह से होता है

ईस डायग्राम में देखिए आपको समझ आ जाएगा कि आपके शरीर में किस तरह से आपका वजन बढ़ता है आपकी ब्रेस्ट की साइज बढ़ती है जिसकी वजह से एक से डेढ़ किलो वेट बढ़ जाता है बेबी का वेट एप्रोक्सीमेटली 3:30 किलो तक होता है गर्भनाल जिसे हम placenta कहते है का वेट एक से डेढ़ किलोग्राम बढ़ जाता है शरीर में जो

पानी बढ़ता है जिसे कहते हैं एमनियोटिक फ्लूइड उसका वजन होता है एक से डेढ़ किलो उसी तरह से चर्बी जो हमारे शरीर में बढ़ जाती है वह अंदाज अन 2:30 से 4 किलो तक होती है और 2 किलोग्राम तक खून भी बढ़ जाता है

इसका मतलब यह हुआ कि टोटल 11 से 16 किलोग्राम तक आपका वजन बढ़ सकता है गर्भावस्था के दौरान

और यही कारण है कि हमें हिंदी डाइट की जरूरी मात्रा अवश्य लेनी चाहिए

आपने खाने में प्रोटींस कार्बोहाइड्रेट विटामिन चर्बी खनिज तत्व फाइबर कैल्शियम आयरन फोलिक एसिड तथा ओमेगा 3 लेना चाहिए डाइट के ऊपर मेरे अलग से वीडियोस है वह भी आप जरूर देखिए इसी के साथ साथ आपने योग प्राणायाम के ऊपर भी ध्यान देना चाहिए और नियमित रूप से योग और प्राणायाम करने चाहिए जिससे आपका शरीर लचीला रहेगा शरीर के सभी अवयवों की कार्यक्षमता बढ़ेगी इसी कारण शरीर में चर्बी जमा नहीं होगी और आपका वजन भी नियंत्रित रहेगा मन शांत एवं प्रफुल्लित रहेगा हार्मोनल चेंजेज की वजह से शरीर में जो परिवर्तन आता है उस को संतुलित रखने में भी मदद होगी

इसी के साथ एक महत्वपूर्ण बात जो आपने याद रखनी है वह है गर्भ संस्कार क्योंकि शरीर के साथ हमारे मन में और विचारों में परिवर्तन भी बहुत जरूरी होता है क्योंकि इसका सीधा असर हमारे गर्भस्थ शिशु पर होता है गर्भ संस्कार से आप गर्भावस्था में ही अपने शिशु को सुंदर सुदृढ़ और तेजस्वी बना सकती है तथा डिलीवरी के डर से भी मुक्ति पा सकते हैं अगर अभी तक आपने संजीवन गर्भ संस्कार ऐप डाउनलोड नहीं किया है तो

गर्भवती की दिनचर्या कैसी हो

गर्भधारणा यह शरीर की प्राकृतिक क्रिया है। यह कोई रोग का लक्षण नहीं है। इसीलिए गर्भवती स्त्री ने अपने शरीर को सुदृढ़ रखने तथा पाचन क्रिया को व्यवस्थित रखने और अपने शरीर को निरोगी रखने के लिए समय से सोना सुबह जल्दी उठना दोपहर विश्राम करना एवं यथा शक्ति परिश्रम करना चाहिए। खुद को रोगी मानकर दिन भर लेटकर रहना अपने गर्भस्थ शिशु के प्रति शत्रुता करना है। यथाशक्ति गर्भवती ने अधिक क्रियाशील रहना चाहिए। इसीलिए अपनी दिनचर्या अनुशासित रहे। अपनी दिनचर्या को आदर्श दिनचर्या बनाकर उसका पालन करें।

गर्भवती ने सुबह सूर्योदय के पहले उठना चाहिए।

इस समय वातावरण प्रसन्न और ध्यान के लिए श्रेष्ठ माना जाता है।

फिर नित्य क्रिया स्नानादि के पश्चात योग, व्यायाम ,प्राणायाम नियमित रूप से अवश्य करने चाहिए।

उगते हुए सूर्य का ध्यान कर कर गायत्री मंत्र का जाप करना चाहिए।

प्रातः कालीन वेला मेअवचेतन मन क्रियाशील होता है इसलिए सुबह सकारात्मक चिंतन अवश्य करना चाहिए इससे आपके साथ-साथ गर्भस्थ शिशु के विचार भी श्रेष्ठ बनने में मदद होती है।

सुबह का नाश्ता लेना चाहिए। थोड़े-थोड़े समय से संतुलित आहार अवश्य ले। दोपहर 1 से 2 घंटे और रात को 6 घंटे आराम गर्भवती ने लेना चाहिए। शाम को पुनः भगवान के सामने दीप जलाकर प्रार्थना एवं मंत्र का जाप करना चाहिए।

रात्रि हल्का भोजन करें एवं भोजन के 2 घंटे के पश्चात सोना है। सोते समय गर्भस्थ शिशु का ध्यान करें। और सदैव ध्यान रखें कि आपके गर्भ में एक दिव्य आत्मा विराजमान है। एक महान व्यक्ति को निर्माण करने का अवसर भगवान ने आपको प्रदान किया है। इन विचारों के साथ चिंतन करके सोना है।

गर्भावस्था में बाल झड़ना

गर्भावस्था में गर्भवती के शरीर में ढेर सारे बदलाव आते हैं। हर दिन वह अलग-अलग अनुभूति लेती है। ढेर सारी खुशियों के साथ इन बदलाव के कारण परेशानी भी साथ में आ सकती है। ऐसे ही एक समस्या बालों का झड़ना जिसका सामना आपको गर्भावस्था में करना पड़ सकता है। जबकि यह जरूरी नहीं है, कि हर गर्भवती को बाल झड़ने की समस्या होगी ही। लेकिन ज्यादातर महिलाओं में देखा जाता है गर्भावस्था में बाल झड़ते हैं और उसका प्रमाण ब्रेस्टफीडिंग तक और भी ज्यादा बढ़ जाता है। तो चलिए जानते हैं इस वीडियो में की प्रेगनेंसी में बाल झड़ने के क्या कारण होते हैं? और उनका उपाय कैसे किया जाए, तथा क्या गर्भवती प्रेगनेंसी में बाल डाई कर सकती है ?क्या बालों में मेहंदी लगाना सुरक्षित है? इन सभी सवालों के जवाब हम जानेंगे इस वीडियो में तो यह वीडियो आपको अंत तक जरूर देखना है।

गर्भावस्था की तीसरी तिमाही में बालों का झड़ना बढ़ जाता है, या किन-किन लेडीस को यह थर्ड ट्रिमेस्टर में शुरू होता है बालों का झड़ना।

प्रेगनेंसी में बाल झड़ने के कई कारण होते हैं।

हारमोंस में बदलाव के कारण specially oestrogen प्रेगनेंसी में बालों का झड़ना देखा जाता है। प्रेगनेंसी में गर्भवती को खुद की ओर बेबी के शारीरिक और मानसिक विकास के लिए पोषक तत्व की आवश्यकता होती है। यदि गर्भवती अपने आहार को प्रॉपर्ली नहीं लेती है या उसके आहार में iron zinc और folic acid की कमी है तो बालों का झड़ना बढ़ सकता है।

गर्भावस्था में हाइपोथाइरॉएडिज्म यानी थायराइड हार्मोन की कमी होती है ,यह बहुत आम है इसके कमी से बाल झड़ना बढ़ सकते हैं। कुछ हदतक गर्भावस्था में बाल झड़ना यहां अनुवांशिक भी हो सकता है।

चलिए आप जानते हैं बालों की केयर कैसे करें और बाल झड़ना कैसे कम करें।

सबसे पहले और इंपॉर्टेंट है आपका आहार।

आपको आपका आहार संतुलित मात्रा में लेना है।

Zinc ,iron ,folic acid ,calcium से भरपूर आपका आहार होना चाहिए।आपको प्रेगनेंसी में नारियल तेल से 15 से 20 मिनट तक मसाज करनी है। नारियल तेल में मौजूद lauric acid and Linoleic acid आपके बालों को न्यूट्रीशन प्रोटीन प्रदान करता है और बालों को यदि हल्की हल्की मसाज हम करते हैं तो उन्हें भरपूर पोषण मिलता है और बाल बढ़कर मजबूत होते हैं और टूटते नहीं। कोकोनट ऑयल को लगाते समय गुनगुना करें और फिर उसे लगाए।

नींबू का रस निकालकर वह आप एक अंडे में मिलाकर ,या चाहो तो थोड़ा गुनगुना कोकोनट ऑयल में मिक्स कर उस मिश्रण से scalp की मसाज करनी है आधे घंटे तक वैसा ही छोड़ दें और फिरshampoo कर ले .नींबू में विटामिन सी भरपूर मात्रा में होता है जो बाल झड़ना कम करता है।

इसके अलावा दही और अंडा मिक्स करके उसे बालों पर और बालों की जड़ों तक लगाकर रखें तथा आधे घंटे के बाद बालों को धो ले दही से बालों को पोषण मिलता है और बाल झड़ते नहीं बढ़ते हैं।

बालों को धोने के लिए आप रिठा और शिके कई इन को उबालकर उसके पानी का भी उपयोग कर सकती है। जिससे बाल झड़ना कम होते हैं। तथा सिल्की और शाइनी भी होते हैं।

यह तो थे कुछ घरेलू उपाय जो आप यदि नियमित करती है तो बाल झड़ने की समस्या कम होगी।

चलिए अब जानते हैं प्रेगनेंसी में बालों के झड़ने को कैसे कम करें।

आपको scalp की ,, हल्की हल्की मसाज करनी है 15 से 20 मिनट तक जिससे scalp का ब्लड सरकुलेशन अच्छा होता है और बाल स्वस्थ रहते हैं।

बालों को हेयर कलर, स्ट्रेटनिंग, केमिकल युक्त डाय ना लगाए। बालों को कसकर ना बांधे और कंगी करते समय बड़ी दातों वाली कंघी से ही बाल कंघी करें।

गीले बालों को सूखने दें और बाद में ही कंघी करें।

तथा अपने आहार में हरी पत्तेदार सब्जियां ज्यादा से ज्यादा इस्तेमाल करें और फलों को भी खाने में शामिल करें जो बालों को बढ़ने में मददगार साबित होते हैं।

क्या प्रेगनेंसी में बालों में मेहंदी लगा सकते हैं? क्या यह सुरक्षित है? यह सवाल गर्भवती के मन में अक्सर होता है। तो जवाब है-हां

आप नेचुरल मेहंदी का उपयोग गर्भावस्था में कर सकती है जिसमें किसी प्रकार के

केमिकल्स नहीं होते हैं, केमिकल युक्त मेहंदी जैसे काली मेहंदी का प्रयोग आपको नहीं करना है।

गर्भावस्था में डाए कर सकती है लेकिन केमिकल्स का यूज ना करें यदि अत्यावश्यक है तो ज्यादा देर डाय लगाकर ना बैठे। लगाने के बाद अल्प समय में बालों को वॉश कर ले।

तो इन सभी बातों को ध्यान में रखकर बालों की केयर आपको करनी है after delivery feeding period मैं बाल झड़ना बढ़ सकता है तो पहले से ही इन बातों का इस्तेमाल करके आप इस समस्या से बच सकती है।

धन्यवाद

गर्मियों में गर्भवती किन बातों का रखें ध्यान

वसंत ऋतु की शुरुआत हो चुकी है और अभी ग्रीष्म ऋतु आने वाला है मार्च औरअप्रैल में वसंत ऋतु होता है जिसमें सूर्य के किरणों की तीक्ष्णता बढ़ने से शरीर में से कफ निकलने लगता है और इसमें शरीर की अग्नि खासकर जठराग्नि मंद पड़ जाती है तथा ग्रीष्म ऋतु जो मैं और जून महीने में होता है इस ऋतु में सूर्य की किरणों की तीव्रता दिन प्रतिदिन बढ़ती जाती है इस दौरान कफ में कमी और वाद लगातार बढ़ता है।

ऐसी इस गर्मी के दिनों में गर्भवती को अपने आहार का विशेष ध्यान देना जरूरी होता है अक्सर देखा जाता है गर्मी के दिनों में गर्भवती को कई सारी कठिनाइयां आ सकती है और गर्मी का मौसम चुनौती भरा हो जाता है तो चलिए इस वीडियो में हम देखेंगे गर्मी के मौसम में गर्भवती में क्या खाना चाहिए जिन चीजों को खाने से आप दिनभर ठंडा तरोताजा रह सकती है।

1 तरबूज

तरबूज गर्मी के मौसम में बहुत ही लाभदायक होता है तरबूज में पर्याप्त मात्रा में पानी होता है तथा एंटीऑक्सीडेंट्स होते हैं जिसे खाने से गर्भवती के शरीर में पानी की कमी नहीं होगी तरबूज को आप विशेष काट कर खा सकती है तथा जूस या मोदी बनाकर भी ले सकती है। जिसे खाने से दिनभर आपको तरोताजा महसूस होगा तथा शरीर भी ठंडा रहेगा तरबूज आप सुबह के समय नाश्ते में खा सकती है इस पर अलग सा वीडियो भी मैंने ऑलरेडी संजीवन गर्भसंस्कार यूट्यूब चैनल पर डाला हुआ है तरबूज के बारे में और जानकारी के लिए आप वह जरूर देखिए।

2 आपको गर्भावस्था में स्पेशली गर्मी के दिनों में पानी भरपूर पीना है। गर्मी के मौसम में डिहाइड्रेशन की समस्या हो सकती है इसीलिए आपको भरपूर पानी पीना है और खुद को हाइड्रेटेड रखना है साथ में खड़ी शक्कर भी आप खा सकती है।

3. संतरा

गर्मियों में ऑरेंज या ऑरेंज जूस आप भरपूर मात्रा में ले सकती है ऑरेंज में विटामिन सी भरपूर होता है जिससे आपके शरीर में विटामिन सी की मात्रा अच्छी सी बनी रहेगी जो

बेबी के शारीरिक विकास के लिए बहुत ही लाभदायक होता है संतरे का सेवन शरीर के तापमान को सामान्य रखता है

4. नारियल पानी

वैसे तो throughout pregnancy

नारियल पानी बहुत ही फायदेमंद है Amniotic fluid बढ़ाने के लिए स्पेशली समर में यह बहुत ही लाभदायक सिद्ध होता है आपके शरीर की पानी की मात्रा अच्छे से रखने के लिए। नारियल पानी के क्या-क्या फायदे होते हैं यह मैंने इस वीडियो में बताया है अपने संजीवन गर्भ संस्कार चैनल पर देख सकती है।

5. पुदीना पुदीना ठंडा होता है गर्भावस्था में पुदीने के सेवन से शरीर ठंडा रहने में मदद मिलती है पुदीने की चटनी बना कर इसे आप खा सकती है या बना बना कर भी पी सकती है पुदीना डाइजेशन भी अच्छा रखने में मदद करता है इसीलिए धनिए की तरह पुदीना थी गर्मी में खाने में आप शामिल कर सकती है।

6. खीरा खीरा पानी का अच्छा स्रोत होता है खीरा हमारे शरीर को तथा आंखों को ठंडा रखता है यदि आपको स्लीपलेसनेस और एलर्जी की प्रॉब्लम है तो आपके लिए खीरा उत्तम खाद्य हो सकता है खीरे से एसिडिटी सीने में जलन जैसी समस्याएं दूर होती है

7. अंगूर खरबूज आम यहां गर्मियों में आने वाले फल आप गर्भावस्था में खा सकती है लेकिन कम मात्रा में आम में विटामिन सी और आयन भरपूर मात्रा में पाया जाता है इसीलिए गर्भवती लिमिटेड मात्रा में आम का सेवन कर सकती है तथा अंगूर और खरबूजा भी खा सकती है.

चलिए आब जानते हैं गर्मियों के दिनों में कैसे रखें गर्भवती अपना खुद का ध्यान।

गर्मियों के दिनों में धूप में बाहर ना निकले।

गर्मियों में जींस लेगी कैसे टाइट कपड़े ना पहने कॉटन के और पतले लूज कपड़े ही पहनें तथा कपड़े हल्के रंग के हो

पानी ज्यादा से ज्यादा पिए और खुद को हाइड्रेटेड रखें as possible दिन में कम से कम 12 से 14 ग्लास आपको पानी पीना है.

समर में आप रेगुलर दही भी खा सकती है। जो बहुत ही फायदेमंद है प्रेगनेंसी में

कच्ची सब्जियां और फल फल खाने में भरपूर मात्रा में लें

गर्मियों में आराम करते समय पैरों के नीचे तकिया रखकर आराम करें जिससे आपको सूजन की तकलीफ नहीं होगी

गर्मियों में गर्म पदार्थ जैसे ज्यादा मसाले वाला खाना नहीं खाने है। तथा पपीता अनानास

इन चीजों से दूर ही रहे। वसंत ऋतु मार्च, अप्रैल महीने में आप शहद तथा आम के रस को भी खा सकते हैं। कथा में जून महीने में मीठे हल्के तरल पदार्थ लेना लाभदायक है। रात को सोते समय आप शावर ले सकती है जिससे आपको ठंडा महसूस होगा और नींद भी अच्छी आएगी इन सभी बातों का ध्यान रखकर मैंने बताई हुए फलों का सेवन कर गर्मीयो मेंभी गर्भावस्था को एंजॉय कीजिए।

जी मचलना

जी मचलना, उल्टी होना यह common symptom है प्रेगनेंसी का ।गर्भावस्था में first trimester

में यहां अधिकांश प्रेग्नेंट लेडीज में मछला हट ,उल्टियां पाई जाती है इसे मॉर्निंग सिकनेस भी कहा जाता है ।मॉर्निंग सिकनेस में गर्भवती को खाने की इच्छा नहीं होती। it is not 100% कि यहां उल्टी मछला हट मॉर्निंग में ही होती है ज्यादातर neausea aur vomitting सुबह स्टार्ट होती है और जैसे-जैसे दिन आगे बढ़ेगा गर्भवती अच्छा फील करती है शायद इसीलिए इसे मॉर्निंग सिकनेस कहा जाता है। morning sicknessदिन में कभी भी हो सकती है हालांकि कुछ महिलाओं में गर्भावस्था के दौरान पूरे 9 महीने में यहां मछलाहट उल्टी रहती है। As such इसnausea vomiting medicine की आवश्यकता नहीं होती है।

तो चलिए जानते हैं यह neausiting वोमिटिंग क्यों होता है? इसके क्या कारण होते हैं? इसे कैसे ठीक करें ?या क्या उपाय करें जिससे यहां तकलीफ कम हो सके। तो यह वीडियो अंत तक जरूर देखना है।

पहले जानते हैं क्यों होता है nausea and vomiting

जबFertilization होता है और बेबी बच्चेदानी में इनरwall implant होता है तो उसके भरण पोषण के लिए बेबी HCG यानी yani human chorionic gonadotropin secret karti hai

यहां एचसीजी हार्मोन ब्रेन में vomiting वाले सेंटर ko stimulate करता है।

जिसके कारण मछलाहट उल्टी होती है। शुरू के 3 से 5 मंथ तक यह हार्मोन का स्तर ज्यादा होता है। इसीलिए यह तकलीफ भी ज्यादा दिखती है actually यह symptoms हमें यह बताते हैं कि HCG या other hormones बेबी के growth के लिए आवश्यक है वह प्रॉपर मात्रा में secretहो रहे हैं don't worry

यदि nausea vomiting होती है तो।

2... दूसरा कारण होता है progesterone की मात्रा भी बढ़ जाना। Progesterone की level बढ़ती जिसके कारण बेबी को sustained होने के लिए मदद मिलती है। और यह progesterone uterine muscles को soft रखता है.। हालांकि progesterone के कारण हमारी intestineयानी आंतों की और पेट की मसल्स भी रिलैक्स हो जाएगी जिससे digestion process slow हो जाएगा।

तो आपको फील होता है कि फूड अभी नीचे नहीं उतरा है। और पेट भरी-भरी लगेगा। Digestion बराबर नहीं हुआ कि constipation की शिकायत भी हो सकती है जिससे भूख नहीं लगना एसिडिटी बढ़ना या उल्टी जैसे लगना यह symptomsभी दिखते हैं।

चलो अब देखते हैं क्या लक्षण होते है morning sickness के।

आपको मछलाहट होती है , उल्टी जैसा फील होता है, किसी किसी महिलाओं को फूड की smell

भी सहन नहीं होती या स्मेल के कारण vomiting होती है.

कुछ भी खाया कि बाहर निकलता है कभी-कभी तो खाने के बारे में सोचा तो भी जी मचलने लगता है। दाल या सब्जी के छौक लगाने से भी मचलाहट शुरू होती है। तो आइए आप जानते हैं इस मस्लाहट के लिए क्या करें।

१) आपको पहले दो मछला हट के लिए कम से कम दवाइयां खानी है। आपको सुबह-सुबह कुछ सॉलिड खा लेना है। जैसे आप भिगोए बदाम अंजीर आ सकती है या बिस्किट खारीभी खा सकती है।

२) आपको आपका डाइट प्रॉपर ली लेना है खाने में nutritious food, fruits लेने हैं.

3) मछलाहट कम करने के लिए आप यदि खट्टा खाती है तो नोसिया कम हो जाएगा। तो जब भी आपको मछला हरण हो तो आप आंवला या नींबू की स्लाइस पर नमक डालकर जो अवेलेबल हो उसे खा सकती है। या नींबू पानी पी सकती है जिससे मछला हट जल्दी कम होती है।

४) avoid करो जिन चीजों के smell से आपको मछला हट होती है।eg चपाती के स्मेल से neausia होता है तो इसे avoid करें।

५) stress tension avoid kare अपने मन में बेबी के बारे में थिंक करें और गर्भ

संस्कार करें

६) पानी ज्यादा से ज्यादा पिए ताकि डिहाइड्रेशन ना हो।

छोटी-छोटी मिल्स थोड़ी-थोड़ी इंटरवल से आपको लेने हैं spicy food avoid करें।

नॉर्मल डिलीवरी के लिए इंपोर्टेंट टिप्स

हर गर्भवती चाहती है कि उसकी डिलीवरी नॉर्मल हो। और बेबी और मैं सुरक्षित रहे लेकिन आजकल हमें नॉर्मल डिलीवरी कम और सीजर ज्यादा दिखने को मिलते हैं। उसमें सबसे बड़ा एक यह रीजन है कि अभी हमारी pain bearing capacity याने सहनशक्ति कम हो गई है। Labour pain startहुए और जैसे-जैसे बढ़ने लगते हैं तब गर्भवती कह देती है अब मुझसे सहन नहीं होगा और वहां सीजर के लिए बोल देती है। लेकिन अब हम कुछ खास टेक्निक देखेंगे जिसे आप भी फॉलो करेगी तो आप की डिलीवरी शहद और नॉर्मल होने के लिए बहुत मदद मिलेगी। और वह भी कम से कम दर्द में। तो चलिए जानते हैं वहां इंपॉर्टेंट बातें

१)जब नवा महीना लगता है तो कह नहीं सकते कि कब डिलीवरी होगी इसीलिए हमें तैयार रहना है डिलीवरी के लिए। इसलिए हमें सब एक्सरसाइज शुरू से नियमित करनी है। जो यह टेक्निक या एक्सरसाइज करने के लिए मैं बोल रही हूं उसे करने से पहले आपको आपकी गाइनेकोलॉजिस्ट से सलाह जरूर लेनी है।

नौवें महीने में लेबर पेन स्टार्ट होने के 2 से 3 दिन पहले बेबी का हेड फिक्स होता है। यहां बेबी का हेड नीचे आने के लिए आपको नियमित वॉकिंग करनी है। यहां वॉकिंग आप 40 से 45 मिनट तक कर सकती है। वाकिंग से आपके शरीर की flexibility, strength और stamina अच्छे से बढ़ेगा।

२) दूसरा आपको करनी है ही hip opening exercises for example squatting.

Squatting यहexercise कैसे करनी है यह मैंने मेरे प्रीवियस वीडियो में बताया है वहां जरूर देखना, ताकि आपको पता चले और आप उसे कर सके और इसका लाभ उठा सके।

३) तीसरा महत्वपूर्ण होता है आपका breathing exercise करना. आपके लेबर पेन को सहन करने के लिए अति महत्वपूर्ण है प्राणायाम यानी श्वसन के व्यायाम।

देखिए यदि आपके शरीर में ऑक्सीजन अच्छी मात्रा में होगा तो बेबी को ऑक्सीजन अच्छे से मिलेगा। Labour pains के दौरान breathing technique सेआपको बिल्कुल भी स्ट्रेस नहीं होगा, आप फ्रेश फील करेगी. breathing technique मैं आपको lamaze techniqueसीखनी है और उसे नियमित करना है।

Lamaze breathing technique आप आठवें और नौवें महीने में कर सकती है। इसमें आपको नाक से लंबी सांस लेनी है वह सास से ऑक्सीजन भरपूर मात्रा में आपके सभी organ तक पहुंचेगा आपको relax लगेगा ,जब आप सांस बाहर छोड़ते हैं तो वहां सास मुंह से जोर से फास्ट एंड शॉर्टली छोड़नी है। यह एक्सरसाइज आप लेबर रूम में लेबर pain में भी कर सकती है.

लेबर पेन के समय यदि आप की breathing आपके कंट्रोल में है तोlabour control

मैं होगा और लेबर कंट्रोल में होगा तो delivery control मैं होगी इसीलिए ब्रीडिंग की एक्सरसाइज यानी प्राणायाम आप को नियमित रूप से करने हैं।

बिना थके नॉर्मल डिलीवरी के लिए आपको लिक्विड अच्छे से ले। ताकि आप हाइड्रेटेड रहे और आपका डैड भी प्रॉपर ले तो आप डिलीवरी के टाइम पर सकेंगी नहीं।

तो lamaj breathing exercise

Walking daily for 40 to 45 minutes

Proper diet aur proper liquid intake

यदि आप इन३ बातों का ध्यान रखेगी और नियमित रूप से यह सब फॉलो करेगी तो आप physically डिलीवरी के लिए prepareहो जाएगी।

इसी तरह मेंटली भी आपको prepareहोना है नॉर्मल डिलीवरी के लिए. वह कैसे प्रिपेयर होना है यह आप सीख सकती है संजीवन गर्भ संस्कार के ऑनलाइन वर्कशॉप में।

यह वर्कशॉप जॉइन करने के लिए आप नीचे डिस्क्रिप्शन में जाइए मैंने संजीवन गर्भ संस्कार एप की लिंक दी है

वहां से यहां ऐप डाउनलोड कीजिए और बनिए extra ordinary mom of extra ordinary baby.

तो हंसते रहिए मुस्कुराते रहिए और एंजॉय कीजिए प्रेगनेंसी का हर पल संजीवन गर्भ संस्कार के संग।

प्रीमेच्योर डिलीवरी होने के कारण बचाव और इलाज

प्रीमेच्योर डिलीवरी ना हो इसके लिए रखें इन बातों का ध्यान

समय से पहले डिलीवरी होना इसे प्रीमेच्योर डिलीवरी कहा जाता है। जब डिलीवरी 37 week s पूरे होने के पहले ही होती है तो इसे pre term delivery और बेबी को प्रीमेच्योर शिशु कहा जाता है। जब 28 to 33 विक्स के बीच डिलीवरी हो या 35 weeks के आसपास डिलीवरी होती है तो भी बेबी को कोई गंभीर समस्या नहीं होती है ,जबकि कुछ शिशुओं में रेस्पिरेशन संबंधित डिफिकल्टीज हो सकती है।

यदि 28 विक्स कंप्लीट होने के पहले शिशु डिलीवर्ड होता है तो उसके बचने के चांसेस भी कम होते हैं या यदि वह जीवित रह भी तो उसके डेवलपमेंट में प्रॉब्लम होता है.

तो चलिए जानते हैं इस वीडियो में वह ऐसी कौन से कारण है जिससे pre term डिलीवरी हो सकती है और वहां कौन सी बातें है जिनका ध्यान रखकर premature डिलीवरी के खतरे से बचा जा सकता है।

1) यदि मां की उम्र 18 से कम या 35 वर्ष से ज्यादा हो तो प्रीमेच्योर डिलीवरी के चांसेस बढ़ जाते हैं

२) यदि twins प्रेगनेंसी हो तो भी प्रीमेच्योर डिलीवरी का खतरा होता है

३) यदि गर्भवती diabetic है या hypertensive है शुगर बीपी की शिकायत है तो भी प्रीमेच्योर डिलीवरी हो सकती है

४) गर्भवती के खाने में पोषक तत्वों की कमी तथा गर्भवती को वजाइनल इन्फेक्शन, यूरिनरी ट्रैक्ट इनफेक्शन हो तो भी pre term डिलीवरी हो सकती है

इसके अलावा गर्भवती के excessive physical exertion के कारण प्रीमेच्योर डिलीवरी हो सकती है

गर्भवती का ज्यादा या कम वजन का होना भी pre term डिलीवरी के लिए कारिणीभूत होता है।

धूम्रपान या शराब का सेवन भी समय से पहले प्रसव का खतरा बढ़ाता है

और सबसे जरूरी ...यदि गर्भावस्था के दौरान गर्भवती महिला घरेलू हिंसा, स्ट्रेस, टेंशन का सामना कर चुकी है तो समय से पहले जन्म की संभावना थोड़ी अधिक हो सकती है.

यह तो हो गए कारण... अब देखते हैं प्रीमेच्योर डिलीवरी के क्या लक्षण होते हैं

१) योनि मार्ग से होने वाले secretions मैं changes आना। जैसे
योनि मार्ग से ब्लीडिंग होना।

२) lower abdomen में congestion feel होना।

३)हल्का बैक पेन होना और रह रहे के पेट में कसाव महसूस होना

४)साथ ही एब्डोमेन का हार्ड होना और
पेट दर्द के साथ डायरिया होना।

यह कुछ लक्षण है जिसे आपको अंदाजा आ जाता है प्रीमेच्योर डिलीवरी का।

तो चलिए अब देखते हैं प्रीमेच्योर डिलीवरी को कैसे रोके ?क्या हम कर सकते हैं जिससे प्रीमेच्योर डिलीवरी से बचा जाए।

आपको प्रीमेच्योर डिलीवरी रोकने के लिए उसके कारणों से बचना जरूरी होता है और कुछ बातों का ध्यान गर्भावस्था के पूर्व और कंसीव होने के बाद भी रखना है जैसे

जल्दी 18 साल से उम्र से पहले में प्रेगनेंसी ना रहे

गर्भावस्था में Balance diet ले और नियमित एक्सरसाइज करें, साथ ही सप्लीमेंट्स भी आप ले सकती है जिससे भरपूर मात्रा में पोषक तत्व आपको मिले।

ड्यूरिंग प्रेगनेंसी अपने weight का ध्यान रखें

गर्भावस्था में धूम्रपान या शराब का सेवन ना करें

Excessive exertion या ज्यादा देर तक खड़े रहना अवॉइड करें

घर में या अपने सराउंडिंग में कैसी भी सिचुएशन हो स्ट्रेस tension से बचेऔर आनंदी रहे

Diabetes aur BP se बचे

तो ध्यान रहे pre term डिलीवरी आपके लिए और आपके गर्भस्थ शिशु के लिए खतरनाक हो सकती है इसीलिए इस खतरे से बचने के लिए आपको अपना ध्यान रखना है एक्सेसिव एग्जॉशन अवॉइड करना है शारीरिक और मानसिक स्वास्थ्य स्वस्थ रखें चिंता और स्ट्रेस से दूर रहे और हर पल गर्भावस्था को एंजॉय करें।

Happy rahe

प्रेगनेंसी को हेल्दी रखने के लिए

प्रेगनेंसी को हेल्दी रखने के लिए आज हम जानेंगे आपको क्या-क्या करना है यदि आपकी फर्स्ट प्रेगनेंसी है तो आपके शरीर और मन के लिए यह एक नया अनुभव है जो कि आपके लाइफ में सबसे हसीन सबसे आनंददाई अनुभूतियों में से एक होगा। यदि आपकी सेकंड प्रेगनेंसी है तो यह आपके शरीर मन के लिए सेकंड एक्सपीरियंस होगा, लेकिन देखिए यह सेकंड बेबी भी फर्स्ट टाइम ही आ रहा है। इसीलिए इसे भी हमें फर्स्ट प्रेगनेंसी के जैसा एक्सपीरियंस करना है।आज हम इस वीडियो में जानेंगे प्रेगनेंसी को कैसे हेल्दी बनाए रखें।

आपको एक ट्रायंगल जिसमें है डाइट एक्सरसाइज और आपके थॉट्स इन तीनों बातों को अच्छे से रखना है ,,,पूरे 9 महीने।

साथ ही आपको रेगुलर डॉक्टर के यहां चेकअप, अल्ट्रासाउंड और मेडिसिन इन बातों को भी follow करना है.।

तो चलिए जानते हैं इस वीडियो में वह tips जो इंपॉर्टेंट है आपकी प्रेगनेंसी को हेल्दी रखने के लिए...

तो मैं ,,,जो सिक्स टिप्स आपको दूंगी उसे फॉलो कीजिएसे.. रखिए आपके प्रेगनेंसी को healthy।

Tip 1..). 9 महीने में पहले7 मंथ तक हर महीने डॉक्टर के पास चेकअप के लिए जाना है। फिर 8 मंथ में 15 डेज इंटरवल से चेकअप को जाना चाहिए। फिर नाइंथ मंथ में 1 डेज इंटरवल से चेकअप के लिए जाए। इससे आपके बेबी की ग्रोथ मॉनिटर होगी डॉक्टर ने दिए vitamins, proteins iron calcium tablet properly लेनी है डॉक्टर ने दिए सभी इंस्ट्रक्शन अच्छे से फॉलो करने हैं। कम से कम चार USG आपको करनी है।

Tip 2) आपको खाने पीने का ध्यान रखना है।diet balance उसमें proteins fats carbohydrates fibrous minerals भरपूर मात्रा में हो। जैसे हरी सब्जियां फल ड्राई फ्रूट्स स्प्राउट्स आपके आहार में होने चाहिए।

३) exercise during pregnancy... आपको एक्टिव रहना है योगा प्राणायाम वाकिंग लाइट एक्सरसाइज करनी है। और इसके लिए आप आपके डॉक्टर की सलाह जरूर लीजिए एक्सरसाइज से आपके शरीर में प्रॉपर मात्रा में ऑक्सीजन सप्लाई रहेगा। ब्लड सरकुलेशन अच्छा होगा। जिससे बेबी की ग्रोथ भी अच्छे से होगी। यदि आपको थकान आ रही है तो आप को जितना सहज relax ly हो उतना ही व्यायाम करना है.

४) आपको हैप्पी रहना है। पॉजिटिव रहना है आपका बेबी आप से अटैच है इसीलिए आप यदि हैप्पी रहे गी तो वह भी अच्छे से ग्रो होगा यदि आप स्ट्रेस में टेंशन में है तो इसका बुरा असर बेबी पर पड़ेगा और बेबी चिड़चिड़ा सेंसेटिव ऐसे होगा इसीलिए आपको हैप्पी रहना है।

५) यदि आपको प्रेगनेंसी के 2 रेशन में तकलीफ हुई तो खुद के मन से गोलिया नहीं लेनी है कुछ दवाइयां प्रेगनेंसी के दौरान नहीं चलती है इसलिए डॉक्टर की सलाह से दी गई दवाई गोलियां कीजिए।

६) पूरे 9 महीने में आपके शरीर और इमोशनल चेंज होते हैं। सभी बातों को हैप्पी ली दिल आप कर सकते हैं। और मनचाहे संस्कार भी बेबी पर डाल सकते हैं गर्भ संस्कार से। तो आपको गर्भ संस्कार भी करने हैं गर्भ संस्कार कैसे किए जाते हैं इसमें क्या क्या करना है यह सारा सीख लीजिए और इंप्लीमेंट कीजिए आप इसके लिए आपको जोअच्छा लगे वह गर्भ संस्कार क्लास ज्वाइन करना है। आप आप संजीवन गर्भ संस्कार ऑनलाइन वर्कशॉप भी ज्वाइन कर सकती है।

७) डिलीवरी कहां करानी है डिलीवरी के बाद बेबी को किसे दिखाना है यदि यदि पहले से ही सुनिश्चित किया जाए तो ऑन टाइम बहुत ही इजी होगा आपके लिए। तो चलिए इन सभी टिप्स को ध्यान में रखकर पूरे 9 महीने हर पल आनंदी हो और उत्साही रहकर यह जर्नी कंप्लीट करो। तो हंसते रहिए मुस्कुराते रहिए और कीजिए प्रेगनेंसी का हर पल enjoy. संजीवन गर्भ संस्कार के साथ।

सोने से पहले खुद से और baby से यहां बातें अवश्य करें।

है मेरी शिशु आज का दिन बहुत ही खास था। बहुत ही अच्छा था। मैंने मेरे सभी काम अच्छे से किए ,मेरा १००% देकर। मन और शरीर से पूर्णतः कामों को पूरा करने के लिए प्रयास किया। हे मेरे शिशु इन सभी बातों की अनुभूति तूने भी मेरे साथ साथ की है।

आज मैंने जो कुछ किया ,चाहे उसमें कुछ कार्य पूर्ण हुए,कुछ आधे अधूरे रहे, उन्हें मैं कल पूर्ण करुंगी। इससे मैं पूर्णता संतुष्ट हूं। I am complete. आज का दिन कल से बहुत अच्छा था और मुझे पूर्ण विश्वास है कल का दिन इससे भी बेहतर होगा। I am happy I am a satisfied, I am calm, I m mother of extraordinary baby. I am unique. मेरे बालक तुम भी यूनिक हो। तुम भी सबसे अलग हो खास हो। तुम्हें भी मेरी तरह से कुछ नया नया सीखना पसंद है। कल फिर हम दोनों कुछ नया सीखेंगे। मैं पावरफुल हूं। पूरा ब्रह्मांड मेरे भीतर है।

मैं मेरे भीतर की सभी नेगेटिविटी से मुक्त हो रही हूं मैं सकारात्मक और पहले से अधिक उत्साही बन रही हूं। मेरा मन शांत और प्रसन्नता से भर रहा है। हे मेरे शिशु मेरे भीतर तू भी सुरक्षित है। तुम्हें भी जीवन का आनंद लेना है। जीवन बहुत सुंदर है ,हर पल हमें इसे जीना है। मेरे जीवन में जो भी कठिनाइयां है वहां से मैं और भी स्ट्रांग बन रही हूं। वह मेरे सफलता की पहली सीढ़ी है। हे मेरे बालक मुझे तुम्हारे साथ बात करना बहुत ही अच्छा लगता है। चलो आज जाने अनजाने में जिन्होंने भी हमें दुख पहुंचाया है उन्हें पूरे मन से दिल से माफ करते हैं मेरे दिल में सबके लिए प्रेम, दया ,करुणा है इसी भावना के साथ हम सो कर फिर से कल नई भोर के साथ नई उमंग लेकर उठने के लिए तैयार होंगे । विश्राम करते हैं।।।।।शुभ रात्रि मेरे प्यारे शिशु।

प्रेगनेंसी तरबूज

अभी गर्मी का मौसम आ रहा है समर सीजन में अंगूर, तरबूज ,आम, खरबूजे से रसीले फल आते हैं ।सीजनल फल हमारे शरीर के लिए ज्यादा फायदेमंद होते हैं । और गर्भवती हमेशा अपने गर्भ में शिशु को अच्छा पोषण मिले इसके लिए खाने पीने पर विशेष ध्यान देती है। वह हरदम यह प्रयास करती है कि उसे अपने शिशु को अच्छे से अच्छा न्यूट्रिशन मिले जिससे वहां सारे दृष्टि से शुद्ध रोड रहे ऐसे में गर्भवती के मन में सवाल आते हैं मैं कौन-कौन से फल खा सकती हूं , ऐसा ही सवाल कई गर्भवती महिलाओं के मन में आता है क्या मैं तरबूज प्रेगनेंसी में खा सकती हूं? इसे खाने से कोई प्रॉब्लम तो नहीं होगा ना? कोई बोलता है हां कोई बोलता है ना,,,

तो चलिए जानते हैं कि क्या सचमुच तरबूज खाने से क्या-क्या फायदे हमें मिलते हैं कितना सुरक्षित है तरबूज प्रेगनेंसी में खाना और खाते समय क्या सावधानियां बरतनी है तथा किस तरह से और कब आप तरबूज खा सकती है प्रेगनेंसी में।

Watermelon यानी तरबूज गर्भावस्था में खाना बिल्कुल सुरक्षित है। आप आप के diet में इसे शामिल कर सकती है।

तरबूज में ढेर सारे विटामिंस और न्यूट्रिएंट्स होते हैं साथ ही इसमें काफी अच्छी मात्रा में पानी भी पाया जाता है। जो गर्मियों में डिहाइड्रेशन की समस्या को दूर करने के लिए काफी अच्छा विकल्प होता है। इसमें फाइबर भी भरपूर मात्रा में होता है तो यह कब से भी राहत देता है इसीलिए गर्भवती के लिए यह एक हेल्दी स्नैक्स है।

चलिए जानते हैं तरबूज में कौन से कौन से पोषक तत्व मौजूद होते हैं।

तरबूज में protein, fat, iron, calcium zinc ,vitamin C, magnesium, carbohydrates and fibres तथा vitamin Aमौजूद होता हैं ।

इसीलिए संतुलित मात्रा में तरबूज का सेवन गर्भवती को लाभदायक सिद्ध हो सकता है।

लगभग 100 ग्राम तरबूज में 90-91 ग्राम पानी होता है।100/gm तरबूज का यदि

हम सेवन करते हैं तो हमें लगभग 30 किलो कैलोरीज ऊर्जा प्राप्त होती है। 0.61gm protein 7.55 gm carbohydrates,0.4gm fibres 6.2 gm sugar,. 7 gm calcium 0.24 gm iron10 MGM magnesium,phosphate,copper vit b6 मिलता है इसीलिए गर्भावस्था में तरबूज का सेवन फायदेमंद हो सकता है।

चलिए आप जानते हैं तरबूज खाने से गर्भ अवस्था में हमें कौन-कौन से लाभ मिलते हैं

1) डिहाइड्रेशन की परेशानी को ठीक करने में मददगार साबित होता है तरबूज।

उल्टी या डायरिया जैसे कारणों से गर्भवती को dehydration का सामना करना पड़ता है ऐसे इसमें तरबूज अच्छा विकल्प होता है।

२) मॉर्निंग सिकनेस को भी कम करता है तरबूज सुबह-सुबह तरबूज खाने से गर्भवती की सुस्ती दूर होकर वह दिनभर पूर्ति दायक अनुभव करती है .तरबूज का जूस पीने से एनर्जी टिक फील होता है साथी पोषण संबंधी गुणों से भी यह भरपूर होता है ।मॉर्निंग सिकनेस में गर्भवती को ज्यादा से ज्यादा पानी पीने की सलाह दी जाती है तो तरबूज में अच्छी मात्रा में पानी होने के कारण यहां बहुत ही हेल्पफुल होता है.

३) एसिडिटी इन डाइजेशन की समस्या दूर करता है तरबूज। एसिडिटी सीने में जलन अपचन ,पेट में दर्द, कब्ज ऐसी समस्याओं से राहत मिलती है।

४) गर्भावस्था में हाथों पैरों पर हल्की सी सूजन की समस्या होती है ऐसे में तरबूज में मौजूद पानी और न्यूट्रिएंट्स मांसपेशियों तथा नसों को मजबूत करती है और ईडी मां को कम करने में मदद करती है.

५) मांसपेशियों की ऐंठन को कम करता है तरबूज

गर्भावस्था के में शारीरिक बदलाव होते हैं इसके कारण गर्भवती को मसल ग्राम या स्टेटस या मांसपेशियों में ऐंठन की समस्या देखी जाती है इस समस्या से राहत पाने के लिए आपको डायट में कैल्शियम विटामिन सी मैग्नीशियम युक्त पदार्थ को आपकेखाने में इंक्लूड करना है और तरबूज़ में यह सभी पोषक तत्व मौजूद होते हैं तो तरबूज आप बिल्कुल खा सकती है।

६) तरबूज में विटामिन सी की मात्रा अधिक होती है इसलिए यहां त्वचा की रंगत को बरकरार रखता है और हाइपरपिगमेंटेशन की समस्या में भी यह लाभदायक साबित होता है।

७) कैल्शियम की अधिक मात्रा के कारण यह बेबी की हड्डियां अच्छे से विकसित करने के लिए भी फायदेमंद होता है.

८) immunity को बढ़ाने में हेल्प करता है।

तरबूज के में मौजूद लाइकोपिन तत्व शरीर की प्रतिरोधक क्षमता बढ़ाने में हेल्प करता है।

तो यह थे गर्भावस्था में तरबूज खाने से होने वाले फायदे।

हम जानते हैं तरबूज खाने से क्या दुष्परिणाम हो सकते हैं।as such तरबूज खाने से कोई भी दुष्परिणाम नहीं है लेकिन जब कोई भी चीज अगर अधिक मात्रा में सेवन करते हैं तो वहां हानिकारक हो सकती है तो इसलिए रोज छ

छोटा बाउल भरकर आप तरबूज खा सकती है या अल्टरनेट डे या हफ्ते में दो से तीन बार इस तरह से भी आप तरबूज का सेवन कर सकती है ज्यादा मात्रा में सेवन करने से शुगर की समस्या हो सकती है यदि गर्भवती को पहले भी डायबिटिक प्रॉब्लम है तो वहां तरबूज का सेवन करने से पहले अपने डॉक्टर की सलाह जरूर लें।कभी-कभी पेट दर्द या मरोड़ भी तरबूज के एक्सेस सेवन से हो सकता है। तू सीमित मात्रा में ही इसका सेवन करना चाहिए।

तरबूज खाते समय कुछ बातों का विशेष ध्यान आपको रखना है जैसे तरबूज खाते समय हमेशा पके हुए और गहरे लाल रंग वाले तरबूज का ही सेवन करें ।

२) काटने से पूर्व टरबूज को अच्छे से धो ले

३) बहुत देर से कटा हुआ टरबूज ना खाए ताजा कटा हुआ तरबूज ही खाना है

लास्ट में जानते हैं तरबूज खाने के तरीके

सीधे काटकर तरबूज को खाने के लिए इस्तेमाल आप कर सकती है

आप फ्रूट चार्ट में भी इसका यूज कर सकती है चाहो तो आप जूस या मोदी बनाकर भी इसका सेवन कर सकती है।

तुम यह थे सारे तरीके तरबूज खाने के।

तो यदि आपका प्रेगनेंसी का कौन सा भी महीना चल रहा है तो भी आप इस गर्मी के सीजन में तरबूज अवश्य खा सकती है।

तू हंसते रहिए मुस्कुराते रहिए ..... धन्यवाद

प्रेगनेंसी में छोटी-छोटी मगर महत्वपूर्ण बातें

घर का बना हुआ हेल्थी खाना खाइए और बाहर की चीजें खाने से परहेज करें क्योंकि आपको पता नहीं कि उसमें किस तरह के हानिकारक रंग या केमिकल्स है जो आपके बच्चे को नुकसान पहुंचा सकता है

२) हेल्थी और बैलेंस डाइट का सेवन करें।

बहुत महिलाओं को pregnancy के शुरुआती दिनों में उल्टी मछला हट होती है। इसलिए एक बार में ज्यादा खाने की बजाएं छोटे-छोटे portion में थोड़ा थोड़ा खाए।

३) प्रेगनेंसी में पपीता ,कच्चे अंडे, कच्ची सब्जियां, कच्चा दूध तथा कच्चे स्प्राउट्स ना खाएं इसमें मौजूद तत्व बेबी के लिए हानिकारक हो सकते हैं। स्प्राउट्स अच्छे से धोके चौक लगाकर ही खाए.

४) ज्यादा देर तक एक ही स्थिति में आपको नहीं बैठना है. यदि आप वर्किंग वुमन है और ज्यादा देर तक आपका बैठने का काम है तो बीच-बीच में एक 1 घंटे के बाद आपको स्ट्रीट ब्रेकर लेना है थोड़ा चलना है और बैठते समय पैरों के नीचे सपोर्ट ले कर बैठना है।

५) गर्भावस्था में आपको ट्रैवलिंग को अवॉइड करना है।

६) डॉक्टर की सलाह से फोलिक एसिड, विटामिन,आईएस ,कैलशियम सप्लीमेंट लेनी है। डॉक्टर की सलाह बिना कोई भी दवाई मन से नहीं खानी है।

७) आप को फिजिकली एक्टिव रहना है लेकिन ध्यान रहे काम करते समय आपको भारी चीजें नहीं उठानी है.

८) आपको कॉस्मेटिक्स का इस्तेमाल नहीं करना है या यदि आप कॉस्मेटिक यूज कर रही है तो केमिकल फ्री हो।

९) आपको हैप्पी रहना है स्ट्रेस फ्री रहना है. स्ट्रेस पेंशन का सीधा असर गर्भस्थ शिशु पर पड़ता है.

१०) आपको अच्छी नींद लेनी चाहिए. 6 घंटे की नींद और दिन में 2 घंटे आराम आपको करना है।

११) आपकी बेबी को सुंदर शूद्र उड़ते हैं से बना सकते हैं संजीवन गर्भ संस्कार के साथ

प्रेगनेंसी में दूध पीना चाहिए या नहीं

गर्भावस्था दरअसल वह समय होता है जब हर गर्भवती स्वस्थ और पौष्टिक आहार लेने के लिए सजग होती है। गर्भावस्था के दौरान जो गर्भवती खाती है वह उस के माध्यम से उसके बच्चे के स्वास्थ्य को भी प्रभावित करता है।

चलिए आज हम जानेंगे गर्भावस्था में अति महत्वपूर्ण पोषक तत्वों से भरपूर दूध के बारे में।

दूध गर्भवती और उसके शिशु के लिए आवश्यक पोषक तत्व का समृद्धि स्त्रोत है। लेकिन गर्भवती बहुत बार चिंता में होती है कि प्रेगनेंसी में दूध कितना पीना चाहिए? कौन से प्रकार का दूध हम पिए तो ज्यादा अच्छा रहेगा? दूध पीने की शुरुआत कब से करनी है? आइए जानते हैं इन सभी सवालों के जवाब।

प्रेगनेंसी में दूध फायदेमंद होता है। दूध में प्रोटींस, कैल्शियम ,फास्फोरस ,पोटैशियम आयोडीन, vit B12,राइबोफ्लेविन सहित कई पोषक तत्व भरपूर मात्रा में होते हैं। इसीलिए दूध को कंप्लीट फूड कहा जाता है। गर्भावस्था के दौरान गर्भवती माता और उसके शिशु के अच्छे विकास के लिए यह सभी न्यूट्रिएंट्स बहुत आवश्यक होते हैं।

चलिए अब जानते हैं कि गर्भावस्था के दौरान कौन सा दूध सेवन करना चाहिए।

दूध के अलग-अलग प्रकार होते हैं जैसे कि pasteurized milk, skimmed milk, कच्चा दूध , और फुल क्रीम मिल्क।

Pasteurized milk यह दूध सबसे बेहतर होता है। पोस्टराइज milk क्या है, जैसे आप दूध को गर्म करते हैं एप्रोक्सीमेटली 62 डिग्री सेल्सियस तापमान पर और फिर ठंडा करते हैं तो उसे pasteurized milk कहा जाता है. बाजार में जो पैकेट का दूध होता है वह भी पोस्टराइज मिल्क होता है। जब दूध को गर्म किया जाता है तो उसमें मौजूद सभी हानिकारक बैक्टीरिया खत्म हो जाते हैं इसीलिए यह दूध स्वास्थ्य के लिए अच्छा माना जाता है।

कच्चा दूध,,,, गाय भैंस या बकरी का directly निकाला हुआ जो boil नहीं किया

है वह दूध कच्चा दूध होता है। कच्चे दूध में कुछ हानिकारक बैक्टीरिया पाए जाते हैं जिससे गर्भवती को तकलीफ हो सकती है। तो ध्यान रहे आपको कच्चे दूध का सेवन नहीं करना है दूध को अच्छे से उतार दिए और फिर बाद में उसका सेवन कीजिए

Skimmed milk...इस प्रकार के दूध में fats कम होते हैं सो यह कोलेस्ट्रोल को बढ़ने नहीं देता और यह सभी पोषक तत्वों से भरपूर होता है। जो शिशु के विकास के लिए भी मदद करता है तो यह भी आपके लिए अच्छा विकल्प होता है। एक कप यदि आप स्किम मिल्क पीती है तो उसमें से आपको लगभग80--85 कलरीज मिलते हैं

Full cream milk इस दूध मेअतिरिक्त फैट और पोषक तत्व होते हैं एक कब full cream milk पीती है तो आपको लगभग डेढ़ सौ कलरी उसमें से मिलती है। यदि आपका वजन गर्भावस्था में नहीं बढ़ रहा है तो आपके लिए फुल क्रीम मिल्क अच्छा ऑप्शन हो सकता है।

अब आपके मन में सवाल आया होगा कि 1 दिन में हमें कितना दूध पीना चाहिए

गर्भवती को प्रतिदिन दो या तीन glass दूध पीना चाहिए. At least half litre दूध आपने प्रतिदिन पीना चाहिए।

यदि आप को गाय का दूध अवेलेबल होता है तो वही आपको prefer करना चाहिए कहां जाता है गाय का दूध पचने में सहज होता है इसके सेवन से हड्डियां मजबूत होती है, ध्यान रहे गाय का दूध है जब आप पीती है तो उसे अच्छी तरह से उबालकर बाद में ही पीना चाहिए।

यदि आपको बकरी का दूध गोट मिल्क अवेलेबल है तो वह भी आप पी सकती है ।बकरी का दूध भी पोषक तत्वों से भरपूर होता है गाय की दूध की तुलना में बकरी के दूध में कैल्शियम की मात्रा अधिक होती है जो गर्भ में पल रहे शिशु और गर्भवती के स्वास्थ्य के लिए जरूरी होता है।

यदि आपको दूध अवेलेबल नहीं है तो आप मिल्क पाउडर भी ले सकती है मिल्क पाउडर में भी पर्याप्त मात्रा में कैल्शियम पाया जाता है तो यह भी एक अच्छा स्रोत आपके लिए हो सकता है।

आप सोया मिल्क पी सकती है ।ड्यूरिंग प्रेगनेंसी सोया मिल्क यह भी अच्छा ऑप्शन होता है जिससे आपका वजन बढ़ाने और कोलेस्ट्रॉल के स्तर को संतुलित बनाए रखने में सोया मिल्क हेल्पफुल होता है।

आइए अब जानते हैं गर्भावस्था के दौरान दूध पीने के क्या फायदे होते हैं

गर्भावस्था में गर्भवती के तथा गर्भाशय शिशु के स्वास्थ्य के लिए दूध अत्यंत उपयोगी फायदेमंद होता है। दूध प्रोटींस विटामिंस कैल्शियम मिनरल्स से भरपूर होता है।दूध में

कैल्शियम की मात्रा अधिक होती है इसीलिए यह शिशु के हड्डियों के विकास के लिए बहुत ही अच्छा होता है।

Milk is a complete food मिल्क में proteins भी मौजूद होते हैं जो बेबी का वजन अच्छे से बढ़ने के लिए फायदेमंद होता है।

Milk में vitamin d अच्छी मात्रा में पाया जाता है दूध में एंटासिड तत्व होते हैं इसीलिए यदि आपको एसिडिटी की समस्या होती है तो ठंडा दूध पीने से एसिडिटी से छुटकारा मिल सकता है।

दूध पीते समय कुछ बातों का आपको विशेष ध्यान देना है जैसे दूध उबाल कर ही पिए। Unpasteurized milk ना लिए।

कई बार गर्भवती महिला को दूध पीने की इच्छा नहीं होती है या दूध पसंद नहीं होता है तो इसके लिए आप अलग-अलग फॉर्म में दूध और दूध से बनी चीजों का सेवन कर सकती है। यदि आपको दूध का टेस्ट पसंद नहीं है तो आप उस में ड्राई फ्रूट्स के पाउडर बनाकर वह मिलाकर दूध पी सकती है। तथा प्रोटीन पाउडर अलग-अलग फ्लेवर के आप घर में लाकर रख सकती है और जब चाहे आप चॉकलेट फ्लेवर कभी वैनिला फ्लेवर इस तरीके से अल्टरनेट करके दूध में मिलाकर पी सकती है। शतावरी कल्प को दूध में मिलाकर भी पी सकती है।

आप रात को सोते समय हल्दी वाला दूध भी ले सकती है जिसे लेने से आपको अच्छी नींद के साथ-साथ सर्दी खासी या इस तरह के इंफेक्शन सेभी राहत मिलती है।

रात को दूध में केसर डालकर वह दूध का सेवन आप सुबह कर सकती है इसके संबंध में अलग मेरा वीडियो मैंने ऑलरेडी डाला हुआ है वह भी आप देख सकती है।

दूध के साथ साथ दूध से बनी चीजें जैसे छाछ दही ,पनीर, चीज, बटर जैसे डेयरी प्रोडक्ट्स इनका भी सेवन सुरक्षित है।

लेकिन कोई भी चीज अतिरिक्त मात्रा में यदि आप सेवन करती है तो उसके विपरीत परिणाम हो सकते हैं इसीलिए गर्भावस्था में अधिक मात्रा में दूध पीने से खुजली ,एलर्जी, सूजन तथा वेट का बढ़ना यह प्रॉब्लम भी हो सकते हैं। लेकिन सीमित मात्रा गें दूध का सेवन बहुत ही लाभदायक है।

रोजाना दो से तीन glass दूध का सेवन सुरक्षित है. गर्भावस्था में दूध का सेवन कीजिए और रखे खुद को और बेबी को healthy and fit. धन्यवाद।

प्रेगनेंसी में पानी का महत्व

पानी जीवन है हमारा शरीर 60% पानी से बना हुआ है पानी हमारे शरीर को हाइड्रेटेड रखता है पानी से हमारे शरीर का टेंपरेचर नॉरमल बना रहता है और पानी हानिकारक टॉक्सिंस को यूरिन और पसीने के द्वारा महा निकालने में भी मदद करता है during pregnancy पानी गर्भ को पोषक तत्व पहुंचाता है। पानी से amniotic fluid level सही मेंटेन रहती है। भरपूर पीने से ड्यूरिंग प्रेगनेंसी जो कब्ज की शिकायत होती है उसे राहत मिलती है। तो आइए जानते हैं गर्भावस्था में कितना पानी पीना चाहिए नॉर्मल ही हमें दो से 3 लीटर पानी डेली पीना चाहिए। ड्यूरिंग प्रेगनेंसी यहां इनटेक बढ़ाना है ढाई से 3 लीटर पानी शरीर में जाना चाहिए जिसमें आपके आहार का दूध जूस फल और सब्जियां आदि के पानी की मात्रा भी शामिल है हालांकि पानी की आवश्यकता हर प्रेगनेंट लेडी के लिए अलग-अलग होती है हमारे शरीर में पानी की मात्रा प्रॉपर है या नहीं यहां आप खुद जा सकती है आपके यूरिन के कलर से। यदि यूरिन का रंग हल्का पीला या ट्रांसपेरेंट है तो आप समझिए पर्याप्त मात्रा में लिक्विड ले रही है यदि आपके यूरिन कारण गहरा पीला है तो आपको पानी की मात्रा बढ़ानी चाहिए।

पानी की मात्रा कैसे बढ़ाए या कैसे ज्यादा से ज्यादा पानी पिया जाए इसके लिए यह टिप्स आपको बहुत हेल्प करेगी।

पानी का इंटेक बढ़ाए। दूसरा आप ज्यादा पानी वाले फल और सब्जियां जैसे तरबूज ककड़ी इसका भी सेवन कर सकती है

सादा पानी ज्यादा पीना नहीं होता इसके लिए आप पानी में नींबू या ऑरेंज जूस मिलाकर पी सकती है दूध छाछ नारियल पानी आदि ज्यादा मात्रा में ले सकते हैं। अब जानते हैं

प्रेगनेंसी में पानी पीते समय कुछ बातों का आपको ध्यान रखना है।

दिन भर में आज कितना पानी पिएंगे यह सुनिश्चित करें हर 2 घंटे के बाद पानी पिए

हर बार टॉयलेट से आने के बाद पानी पीना

है. यदि आप वर्किंग वुमन है तो

पानी की bottle हमेशा साथ रखें जिसमें से आप थोड़ी थोड़ी देर के बाद पानी पी सकती है

मुझे कई बार गर्भवती महिलाएं सवाल पूछती है कि खाली पेट गुनगुना पानी पीने पी सकते हैं क्या? और उसके क्या फायदे होते हैं.?

आप गुनगुना पानी खाली पेट पी सकते हैं जिससे आपके शरीर से टॉक्सिन साफ होते हैं आपका डाइजेशन अच्छा होता है पेट साफ होने के कारण आप का पाचन अच्छा होता है।

Morning sickness को भी दूर भगाता है गुनगुना पानी

Blood circulation बढ़ता है गुनगुना पानी यदि आप पीती है अर्ली मॉर्निंग।

जिसके कारण सभी सेल्स को न्यूट्रिएंट्स और ऑक्सीजन पहुंचता है जिसके कारण मां और शिशु दोनों के ऑर्गन स्वस्थ बनते हैं

प्रेगनेंसी में पानी की कमी से बेबी के ग्रोथ पर असर पड़ता है और मां भी थकान महसूस करती है कब्ज की दिक्कत होती है।

तो इन सभी बातों को ध्यान रखते हुए आपके शरीर को और बेबी को हाइड्रेटेड रखने के लिए ज्यादा से ज्यादा पानी पिए

धन्यवाद

[23/09, 5:15 PM] Sanju: गर्भावस्था में किए जाने वाली टेस्ट

प्रेगनेंसी का durationहर गर्भवती के लिए बहुत ही खास होता है। इस दौरान शरीर और मन दोनों में कई सारे परिवर्तन बदलाव आते हैं। हम अभी लकी है कि हमारे लिए सभी सुख सुविधा उपलब्ध है। जो कि पुराने जमाने की लेडीस को उपलब्ध नहीं थी। तो यह बात का पूरा पूरा बेनिफिट हमें लेना है। तो चलिए जानते हैं कि इस गर्भावस्था में आपको कौन-कौन सी टेस्ट करवानी है ।कौनसे trimesterमें कौन सी टेस्ट जरूरी है। और यहां सब टेस्ट क्यों करवानी है यहां विस्तृत रूप मैं जानते हैं ।

Pregnancy एक बार confirm हुई कि आपके डॉक्टर आपको कुछ टेस्ट करवाने की advice देते हैं। ताकि आप और आपका गर्भस्थ शिशु सुरक्षित रहे। Safe delivery हो बेबी और आप पूरी तरह से हेल्थी हो। और एक फायदा टेस्ट करवाने का यह भी है कि इन जांचों में आपको कई तरह की जानकारी भी मिलती है for eg प्रेगनेंट लेडी को कोई समस्या तो नहीं ना .. गर्भ में बेबी अच्छे से grow हो रहा है या नहीं .?abortionका कोई खतरा तो नहीं ना ?बेबी की growth proper हो रही

है या नहीं?

यदि यह सब पहले से ही पता चले तो इसे ठीक करने के लिए आपके gynecologist को treatment शुरू करने मेरे सहायता मिलती है और आप और आपका बेबी दोनों हेल्थी रहेंगे और कोई भी कॉम्प्लिकेशन नहीं होंगे जिससे आप की प्रेगनेंसी हेल्थी औरडिलीवरी सुरक्षित होगी।

तो आइए आप जानते हैं वह कौन-कौन सी टेस्ट है जो आपको गर्भावस्था में करवानी है, क्यों और कब करवानी है।

आपका पीरियड मिस हुआ कि सबसे पहलेUPT यूरीन प्रेगनेंसी टेस्ट जो प्रेगनेंसी कंफर्म करने के लिए करनी होती है।इसमें कंफर्म हुआ कीआप प्रेग्नेंट है तो आपके डॉक्टर आप की पहली सोनोग्राफी 1:30 या 2 महीने के बीच में या पहले 3 महीने में करवाते हैं। साथ ही साथ आपका ब्लड टेस्ट भी करवाते हैं।

पहले देखते हैं USG.. करवानेसे पता चलता है कि आपका बेबी uterus मे proper जगह पर विकसित हो रहा है या नहीं।

During whole pregnancy baby properly grow हो रहा है या नहीं उसमें कोई congenital abnormalitiesतो नहीं ना उसका weight औरlength उसके weeks के हिसाब से सही है या नहीं ,यहां जांचा जाता है। Elderly mothers मेcongenital abnormality होने की पॉसिबिलिटी ज्यादा होती है।

USG के बारे में मैंने मेरा वीडियो संजीवन गर्भ संस्कार चैनल डाला हुआ है आप देख सकती है जिसमें यूएसजी के बारे पूरी जानकारी बताई है और कब सोनोग्राफी करनी है तो यह वीडियो आप जरूर देखिए।

२) दूसरा होता है ब्लड टेस्ट जिसमें आपको आपका ब्लड ग्रुप ब्लड शुगर लेवल हीमोग्लोबिन लेवल कैल्शियम ग्लूकोस लेवल और एचआईवी की टेस्ट करने के लिए एडवाइज किया जाता है।

३) ब्लड प्रेशर

आपको आपका बीपी रेगुलर चेक करना है throughout pregnancy ताकि high BP की शिकायत तो नहीं ना और यदि है तो समय पर ही पता लगाया जाए। हाई बीपी के कारण eclampsia preeclampsia याने प्रेगनेंसी में झटके आना इसकी संभावना बढ़ जाती है, इसके अलावा हाइपरटेंशन की समस्याएं डिलीवरी में प्रॉब्लम क्रिएट कर सकती है... तो इन सभी बातों से बचा जा सकता है रेगुलर ड्

BP चेक करने से.

4) urine test

Urine test में urine की जांच की जाती है। कहीं यूरिन में protein , albumin present, है क्या। यदि यूरिन में प्रोटीन आता है तो यह प्रीकलैंपशिया का संकेत साथ लाता है। यूरिन में इंफेक्शन है क्या यह भी यूरिन टेस्ट द्वारा देखा जाता है।

५)amnio synthesis

• यदि गर्भवती की उम्र 35 या उससे अधिक है और फैमिली हिस्ट्री है या डॉक्टर सस्पेक्ट करते हैं amnotic fluid की जांच की जाती है जिससे down syndrome है क्या पता चलने में मदद होती है साथ साथ 10 और 13 week में ब्लड टेस्ट द्वारा भी डाउन सिंड्रोम और chromosomal abnormality की जांच की जाती है।

• Triple screen test यदि आप की उम्र 35 या उससे अधिक है तो आपको ट्रिपल स्क्रीन टेस्ट करवानी चाहिए इसे मल्टी मारकर स्क्रीनिंग भी कहा जाता है जिससे शिशु में किसी एब्नार्मेलिटीज जैसे डाउन सिंड्रोम और spina bifida का पता चल सकता है। और यदि यहां फाइंडिंग्स मिलती है तो डॉक्टर की सजेशन से बेबी को abort करन Sahiहोता है.

• तो इससे हमें पता चला...

• First trimester में आपको हीमोग्लोबिन कैल्शियम, ब्लड शुगर, यूरिन और एचआईवी टेस्ट जरूर करवानी है। प्रेगनेंसी में मिर्गी हाइपोथाइरॉएडिज्म और थैलेसीमिया यदि कपल में से किसी को इसकी शिकायत है तो यह भी जान आपको करनी चाहिए। और एक सोनोग्राफी जिससे बेबी की पोजीशन और बेबी की धड़कन जानने के लिए करवानी चाहिए।

• Second prime minister me बेबी की ग्रोथ जांचने के लिए यूएसजी करनी चाहिए

• जैसे मैंने ऊपर बताया ट्रिपल स्क्रीन टेस्ट भी आप करवा सकती है . जेस्टेशनल डायबिटीज यह समस्य generally 28 वीक्स याने seventh monthमें पाई जाती है तो ब्लड टेस्ट से इसका भी पता लगाया जा सकता है।

• Third trimester में यूएसजी करवानी है साथ-साथ ब्लड टेस्ट और यूरिन टेस्ट भी आपके डॉक्टर सजेस्ट कर सकते हैं।

• इसके अलावा यदि कुछ abnormality लगती है तो आपके गायनाकोलॉजिस्ट

आपको अलग-अलग टेस्ट करने के लिए भी सजेस्ट कर सकते हैं।

• तो यह सभी टेस्ट जो आपको गर्भावस्था में करनी चाहिए रूटीन चेकअप में। और यदि आपके गायनेकोलॉजिस्ट आपको कुछ सजेस्ट करते हैं तो वह भी test accordinglyआपको करणी चाहिए।

• तो आशा करती हूं यह वीडियो आपके लिए बहुत मददगार साबित होगा ।वीडियो अंत तक देखने के लिए धन्यवाद।

प्रेगनेंसी में सीताफल

कई बार गर्भावस्था में क्या खाना चाहिए क्या नहीं इस पर दो मत रहता है कोई कहता है यह गाना सही है कोई कहता है यह खाने से प्रॉब्लम होता है ऐसे ऐसे में गर्भवती कंफ्यूज हो जाती है क्या खाऊं क्या नहीं।।। ऐसे ही कुछ होता है सीताफल के बारे में।

कोई कहता है सीताफल खाना ड्यूरिंग प्रेगनेंसी अच्छा होता है कोई कहता है सीताफल खाने से बच्चे को सर्दी जुकाम अस्थमा की शिकायत हो सकती है

तो चलिए जानते हैं इस वीडियो में क्या सीताफल खाना ड्यूरिंग प्रेगनेंसी सेफ है

कौन से महीने में हम सीताफल खा सकते हैं और कितने। इस वीडियो को अंत तक जरूर देखिए अभी तक आपने संजीवन गर्भ संस्कार चैनल सब्सक्राइब नहीं किया है तो सब्सक्राइब कीजिए। और वीडियो अच्छा लगा तो लाइक और शेयर कीजिए।

सीताफल सर्दियों के मौसम आता है। सीताफल गर्भावस्था में पूरी तरह से सेफ है। आप चाहे आपका कौन सा भी मंथ शुरू हो प्रेगनेंसी का, पूरी गर्भावस्था में आप सीताफल खा सकती है।

लेकिन ध्यान रहे लिमिटेड मात्रा में।

सीताफल बहुगुणी फल है।

यदि आप सौ ग्राम सीताफल का सेवन करते हैं तो इसमें आपको लगभग 94 गैलरीज मिलती है

सीताफल में potassium carbohydrat proteins calcium vitamin c magnesium iron,vitamin b6 भरपूर मात्रा में पाया जाता है. तथा सीताफल फाइबर से भी युक्त होता है

सौ ग्राम सीताफल में से हमें लगभग 60% विटामिन सी मिलता है 24 ग्राम कार्बोहाइड्रेट तथा 247 मिलीग्राम पोटैशियम5 परसेंट मैग्नीशियम मिलता है

चलिए जानते सीताफल खाने से प्रेगनेंसी मैं क्या क्या बेनिफिट्स होते हैं

सीताफल is best for regulation and controlling blood

pressure.औ सीताफल में एकदम सही मात्रा में पोटैशियम और सोडियम होता है जो हार्ट मसल्स के लिए इफेक्टिव होता है जो ब्लड प्रेशर रेगुलेट करता है सीताफल। गर्भावस्था में बीपी बढ़ने की समस्या लिखी जाती है। तो ऐसे इसमें आप सीता फल अवश्य खा सकती हैं।

सीता फल में विटामिन बी सिक्स वॉलेट अधिक मात्रा में होता है जबकि गर्भ में पल रहे बच्चे की पोषण के लिए यह आवश्यक होता है पोलेट के कारण गर्भस्थ शिशु के शरीर और मानसिक विकास बड़ी तेजी से होता है।

जैसे कि हमने पहले ही देखा सीता फल में विटामिन ए और विटामिन सी भरपूर मात्रा में पाया जाता है जिसके सेवन से गर्भस्थ शिशु की आंखें बाल और त्वचा अच्छे से विकसित होने में मदद होती है।

कैल्शियम rich स्त्रोत है सीताफल इसलिए यह गर्भावस्था में कैल्शियम की कमी को पूरा करने में मददगार साबित होता है। और कैल्शियम के सही मात्रा से बेबी की हड्डियां दातों के विकास में भी मदद कर सकता है गर्भवती को प्रीकलैंपशिया के जोखिम से भी बचा

जा सकता है

समय से पहले डिलीवरी होना बेबी का वेट कम होना इससे बचा जा सकता है सीताफल के सेवन से ।

मॉर्निंग सिकनेस फर्स्ट सेमेस्टर में पुणे वाले मॉर्निंग सिकनेस को भी कम करता है सीताफल

तो यहां थी सभी बेनिफिट सीताफल की जो रिंग प्रेगनेंसी ।तो इस सर्दियों के मौसम में सीताफल भरपूर खाओ और सीताफल के लाजवाब टेस्ट को एंजॉय करते-करते प्रेगनेंसी वह भी एंजॉय करो धन्यवाद।

फूड फॉर बेबी ब्रेन डेवलपमेंट

केला जानेBanana जिसे complete food. भी कहा जाता है। बनाना में पोटेशियम की मात्रा अधिक होती है विटामिन बी सिक्स भी बनाना में प्रचुर मात्रा में पाया जाता है जो बेबी के brain development मैं बहुत helpful होता है।तथा बनाना और होने के कारण आपको इंस्टेंट एनर्जी देता है। तो दिन भर ए में यदि आपको कभी थकान महसूस होती है तो बनाना खाकर या इसकी smoodi बनाके आप ले सकती हैजिसे लेने से तुरंत आपको फ्रेश फील होगा।

४) avocados यह फ्रूट में फोलिक एसिड, विटामिन सी विपुल मात्रा में पाया जाता है इसे खाने से बेबी के neural tube की development अच्छे से होने के लिए मदद मिलती है। इसके लिए आपको भरपूर मात्रा में avocado खाना चाहिए. और गर्भावस्था में इसे खाना बिल्कुल सुरक्षित है।

५)sea salt

sea salt it is very important for development of baby क्योंकि इसमें आयोडीन की मात्रा अच्छी होती है जो बेबी के ब्रेन डेवलपमेंट में हेल्प करता है .आयोडीन की अच्छी मात्रा से आपके शरीर में हारमोंस भी properly secret होते है। तो आपको आहार में sea salt भी शामिल करना है।

६) oatmeal

ओटमील ऊर्जा वर्धक है। ओटमील में कार्बोहाइड्रेट और प्रोटीन प्रचुर मात्रा में पाया जाता है।तथा ओटमील खाने से आपके शरीर में कैलरी सप्लाई बढ़ जाता है जिससे आपको बहुत एनर्जेटिक फील होता है। ओटमील में मौजूद पोषक तत्व इम्यूनिटी enhance करते हैं रिसर्च में पाया गया है ओट्स में मौजूद पोषक तत्व infection ya disease ke विषाणु से फाइट करते हैं। और हमारे रोगप्रतिकारक क्षमता बढ़ाते हैं। यदि आप हेल्दी रहेगी तो घर में पढ़ने वाला शिशु जी हेल्दी होगा।

ओटमील की काफी सारी अलग अलग रेसिपी आप बना सकती है और कोर्ट में snack

मैं खा सकती है

7)nuts

जैसे कि अखरोट बादाम मूंगफली पिस्ता काजू जैसे ड्राई फ्रूट्स भी आपको डाइट में शामिल करने हैं इनमें magnesium copper iron zinc selenium प्रचुर मात्रा में होता है। Specially अक्रोड ,पिस्ता ,और बादाम में omega-3 fatty acid होता है. जो इंपॉर्टेंट है बेबी के ब्रेन डेवलपमेंट के लिए। तो आपको अखरोट बादाम जैसे नेट का सेवन भी जरूर करना है।

८) oranges संतरा

संतरे में 90% पानी होता है। संतरे में विटामिन सी भरपूर मात्रा में होता है तथा folate, fibres भी अधिक मात्रा में पाया जाता है.oranges के नियमित सेवन से आपके शरीर में fluid level maintain रहता है। Fibres के कारण आपको कॉन्स्टिपेशन की शिकायत नहीं होगी और आपका डाइजेशन भी अच्छा रहेगा।

और बेबी की भी डेवलपमेंट अच्छे से होगी।

९)दूध और दूध से बनी चीजें

दूध यह कैल्शियम का रिच सोर्स है।दूध और दूध से बनी चीजें जैसे दही छाछ बटर इन सभी को आप को डाइट में शामिल करना है। इनमें मौजूद कैल्शियम बेबी के बोंस teeth अच्छे से डिवेलप होने के लिए मददगार साबित होते हैं। स्पेशली दही, मैं फोलिक एसिड, विटामिन सी और essential microbes hote hai जो आपके डाइजेशन को अच्छा रखने में मदद करते हैं और इंटेस्टाइन की nutrition absorb करने की क्षमता भी बढ़ाते हैं इसीलिए दही आपको डेली कंज्यूम करना है।

10) eggs..

अंडे मेंlow calories and high proteins होते हैं और यह omega 3 fatty acids का भी रिच सोर्स है जो baby ke brain development मैं मददगार साबित होता है।

तो आपको अपने आहार में egg को भी शामिल करना है.

यदि आप non vegetarian है तो आप चिकन भी खा सकती है। चिकन भी रिच सोर्स है प्रोटींस का ,जो बेबी के cell डेवलपमेंट में हेल्प करता है। और बेबी का शारीरिक विकास अच्छे से होने के लिए हेल्प करता है।

तो इन 10 चीजों को आपने अपने आहार में शामिल करना है इसका सेवन नियमित रूप

से करना है जिससे आपके गर्भस्थ शिशु का ब्रेन डेवलपमेंट अच्छे से होगा। तो हंसते रहिए मुस्कुराते रहिए।।।।।।धन्यवाद